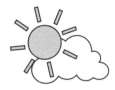

养神就是养命

搞定你的自主神经

[日]小林弘幸 著

郭颂一 杨丽娜 译

U0281290

电子工业出版社
Publishing House of Electronics Industry
北京·BEIJING

养神就是养命：搞定你的自主神经（自律神経にいいこと超大全）

by 小林弘幸

Copyright © 2021 by Hiroyuki Kobayashi

Original Japanese edition published by Takarajimasha, Inc.

Traditional Chinese translation rights arranged with Takarajimasha, Inc.

through Beijing TongZhou Culture Co. Ltd., China.

Simplified Chinese translation rights © 2023 by Publishing House of Electronics Industry

版权贸易合同登记号　图字：01-2022-2070

图书在版编目（CIP）数据

养神就是养命：搞定你的自主神经 /（日）小林弘幸著；郭颂一，杨丽娜译 . —北京：电子工业出版社，2023.7

ISBN 978-7-121-45704-3

Ⅰ. ①养…　Ⅱ. ①小…　②郭…　③杨…　Ⅲ. ①保健—普及读物　Ⅳ. ① R161-49

中国国家版本馆 CIP 数据核字（2023）第 098585 号

责任编辑：郝喜娟　　特约编辑：白俊红

印　　刷：中国电影出版社印刷厂

装　　订：中国电影出版社印刷厂

出版发行：电子工业出版社

　　　　　北京市海淀区万寿路 173 信箱　邮编：100036

开　　本：787×1092　1/32　印张：9.375　字数：195 千字

版　　次：2023 年 7 月第 1 版

印　　次：2023 年 7 月第 1 次印刷

定　　价：68.00 元

前言

　　新型冠状病毒的全球化蔓延，让我对我的研究领域——自主神经又增添了新的认识。

　　2020年日本发布的3次"紧急事态宣言"及"蔓延防治等重点措施"的实施，都让我愈发意识到自主神经的重要性。

　　这是因为自主神经和预防传染病之间有着千丝万缕的联系。

　　通过养成良好的生活习惯来提高自主神经的活性，不仅可以增强免疫力，而且可以预防传染病。

　　本书结合实际的生活场景，在全方位介绍自主神经运作方式的同时，提供了调节自主神经的方法和技巧，希望能在初步预防新型冠状病毒感染及流感等传染病时为大家提供帮助。

　　当提到预防传染病时，对于这些看不见的病毒，有的人采取漠视的态度，有的人则抱有极度恐慌的心理。在这里，需要再次向大家强调的是，如果我们能够采取正确的预防措施，那么这些传染病就不会造成过度严重的问题，因此希望大家不要过度恐慌。

在门诊诊疗的过程中，我发现，新型冠状病毒感染疫情暴发以来，那些过度恐慌的患者中，有不少人伴有精神问题。在问诊过程中，经常会有患者抱怨有"发烧""喘不过气"等症状。然而在实际的体格检查过程中，大部分患者的体温在正常的36.5℃左右；在用脉搏血氧仪监测血氧饱和度时也发现，近99%的患者的生理值都在正常范围内。也就是说，很多患者虽然身体没有被新型冠状病毒打倒，但出现了各种各样的精神问题。

仅仅是过度恐慌的精神状态就会扰乱自主神经，造成人体免疫力低下，使人更易感染传染病。更何况，除了传染病本身造成的恐慌气氛，工作和经济收入的不稳定状态也对日本民众的免疫力造成了各种不良的影响，形成了恶性循环。即使躯体的症状得到了治疗，但如果精神压力过大甚至出现精神疾病，就会引发更多的现实问题。之前的日本地震引起的核泄漏事故就在无形之中引发民众出现了大规模的恐慌和不安情绪，即使是没有受到核泄漏事故威胁的民众，也出现了严重的精神创伤。

我在长年研究"自主神经及肠内环境与免疫力的关系"的过程中发现，保持良好的精神状态才能更高效地提高人体的免疫力。

这就是我作为一位长年奋斗在临床一线的医生，想要传达给各位读者的经验和教训。让我们勇敢起来，一起继续努力吧。

小林弘幸

目录 CONTENTS

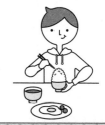

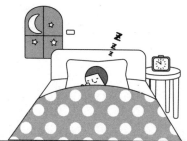

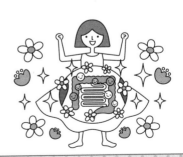

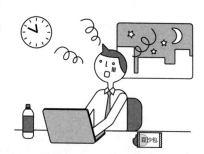

第3章 | 毫不费力的放松方法！
有益于放松自主神经的生活方式

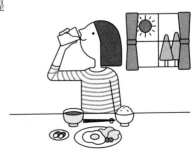

第4章 | 从今天开始实践吧！
有益于自主神经的好习惯

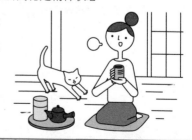

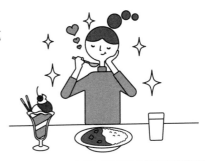

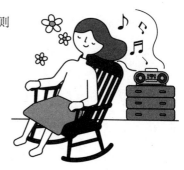

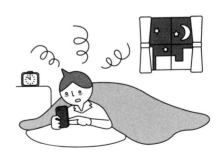

∨

自主神经状态稳定的人，
才能散发出强大的气场

∨

小林弘幸

日本顺天堂大学医学部教授

疲劳、烦躁、不安都是因为它?

自主神经是什么?

"什么是自主神经?"每当问这个问题的时候,能够立刻回答的人少之又少。接下来就让我们来揭开自主神经的神秘面纱吧!

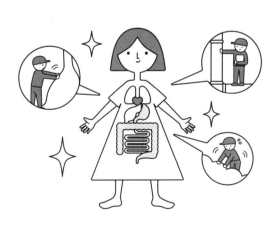

人类生命活动中不可或缺的自主神经

│ **关键词** 〉自主神经

调节自主神经的功效

到底什么是自主神经呢?

近年来,我们经常能在日常生活中听到有人提及自主神经这个词语,但了解其正确含义的人寥寥无几。

自主神经是人类生命活动中不可或缺的神经控制中枢,掌管着呼吸及所有内脏器官包括血管等的调节功能。

一言以蔽之,自主神经掌控着人类的生命中枢。

调节自主神经有助于增加组织器官的血液供应,促进胃肠蠕动,同时还具有增强免疫力、改善饮食和睡眠、保持青春活力、改善肩背发酸症状、消除抑郁状态、提高工作效率等作用,可以使我们的身心状态都得到改善。

在身体方面,调节自主神经一方面可以通过促进胃肠蠕动缓解便秘症状,另一方面可以通过改善肝脏功能,使我们的双目炯炯有神,让我们拥有健康强韧的皮肤、头发和指甲,使我们重新焕发青春的光彩。调节自主神经,不仅可以激活全身细胞,缓解因气滞血瘀、气血运行不畅造成的肩背发酸、偏头痛等症状,明显改善随着年龄增长而出现的更年期症状,还可以促进大脑活化,提高工作和学习效率。

在精神方面,调节自主神经可以有效地改善烦躁不安、抑郁、情绪低落等不良情绪。

对自主神经进行高水平调节,可以明显改善身心状态,使我们更加开朗、充满活力,在日常学习、工作或生活中更加阳光和积极向上。

可以说,调节自主神经,不仅有利于身心健康,还能使人焕发青春的光彩。

调节自主神经的平衡状态

调节自主神经的平衡状态,可以有效地改善免疫系统中承担核心免疫任务的白细胞的状态,进而提高免疫力。

维持自主神经的平衡状态十分重要。交感神经持续处于过度优势,有时甚至会杀伤维持健康所必需的定植菌群,导致免疫力下降;而当副交感神经处于过度优势

知识小贴士

调节自主神经有助于保持身心健康,维持青春活力

我作为顺天堂医院的医生,对掌握身心健康的关键因素——自主神经进行了长时间的研究。精神压力过大和衰老是引发自主神经紊乱的主要原因。要想维持青春活力和身心健康,调节自主神经的平衡状态无疑可以起到事半功倍的效果。

时，人体又会对抗原过度敏感，导致人体容易发生过敏反应。因此，调整并维持自主神经的平衡状态与保持免疫力的稳定状态有着密不可分的关系。为了能够拥有健康而不易生病的身体，需要在日常生活中养成能够有效平衡自主神经状态的好习惯。

作为医生，我在诊疗过程中见过太多为了维持纤细的身材而采取不健康生活方式的人，这些人一旦生病，就很难恢复健康。为了能够随心所欲地工作和生活，我们要保持健康的身心状态。

扰乱自主神经平衡状态的主要因素

生活在充满各种压力的现代社会中，要想维持自主神经的良好状态是相当不容易的一件事。这是因为精神压力正是扰乱自主神经平衡状态的主要敌人。

当然，其他影响自主神经平衡状态的因素还有很多，如衰老、不规律的生活方式、暴饮暴食等不良生活习惯，但是，"元凶"要属精神压力过大。我的相关研究也证明了这一点。为了能够缓解扰乱平衡状态的这一主要诱因，建议在日常生活中除了养成良好的习惯，还要多多关照我们的"精神世界"，多听一些喜爱的音乐、拥抱大自然或者经常整理房间等，都是不错的选择。

调节自主神经，还可以通过改善肠内环境来提高免疫力，

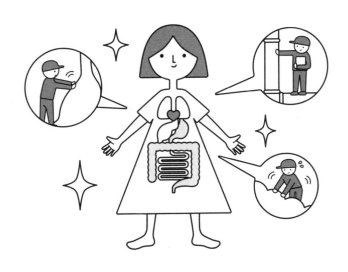

抵御疾病侵袭。

　　由不良生活习惯而导致的自主神经紊乱症状,可以从改善日常生活习惯入手,如呼吸、运动、饮食、睡眠等,为稳定自主神经的平衡状态、改善身心状态而努力。

引起紧张的交感神经和调节放松的副交感神经——相互博弈又动态平衡

| 关键词 〉 交感神经、副交感神经

动态的平衡状态

自主神经由交感神经和副交感神经这两种神经组成，二者共同发挥着调节身心健康这一重要作用。

交感神经和副交感神经分别担任着不同的使命，在此向大家做简单介绍。

如果将身体比作汽车，那么交感神经就是起到加速作用的神经。当交感神经兴奋时，身心都会处于紧张亢奋的状态，如血管收缩、血压上升、情绪激动等。

副交感神经则好比汽车的刹车。当副交感神经兴奋时，身心处于一种相对松弛（沉着冷静）的状态，如血管舒张、血压下降、情绪放松等。

要想开好汽车，加速和刹车一样重要。作为自主神经，交感神经和副交感神经的动态平衡也十分重要。

不论是交感神经还是副交感神经，任何一方都不能过度兴

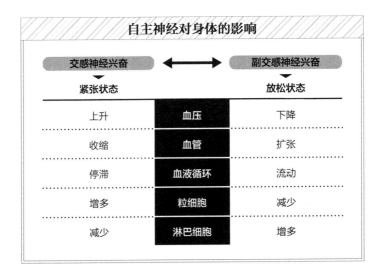

自主神经对身体的影响

交感神经兴奋 ← → 副交感神经兴奋		
紧张状态		**放松状态**
上升	血压	下降
收缩	血管	扩张
停滞	血液循环	流动
增多	粒细胞	减少
减少	淋巴细胞	增多

奋或者过度抑制,只有两者达到一种平衡状态,人体的功能才能稳定地发挥作用。

知识小贴士

扰乱自主神经动态平衡的"元凶"是精神压力过大

在现代社会,人们身处精神高度紧张的生活状态,这经常会导致交感神经处于过度兴奋状态,使得自主神经的平衡状态越来越难以维持。虽然衰老、生活不规律、暴饮暴食等一系列不良生活习惯都会导致这一动态平衡被打破,但精神压力过大是其中的"元凶"。

饮食和呼吸不仅能够维持生命活动，还能调节自主神经

关键词 > 呼吸

血管调节功能和呼吸调节功能

作为医生，我已经对自主神经进行了将近30年的深入研究。

长期研究结果告诉我，如果想要永葆青春，拥有健康的身心状态，那么，调整自主神经状态是必不可少的一环。

对饮食和呼吸的调节是稳定自主神经平衡状态最重要的两个方面。

为什么这两种日常行为对调整自主神经状态至关重要呢？在回答这个问题之前，让我先来向大家简单介绍一下什么是自主神经。

概括而言，自主神经是十分重要的神经系统，它掌管着我们全身的内脏器官，负责调节血管的收缩和舒张。就连维持人类生命活动不可或缺的呼吸运动，也是由自主神经调节的。

也就是说，自主神经相当于人类主管生命活动的中枢，是十分重要的神经调控系统。

交感神经和副交感神经的动态平衡

就像开车时需要同时顾及加速和减速一样，自主神经的平衡状态也同样需要同时协调交感神经和副交感神经的兴奋和抑制程度，尽量不要出现"一边倒"的状态。

在理想状态下，当交感神经和副交感神经同时处于高水平的兴奋状态，且两者能达到相互协调的状态时，人体就能达到相对稳定的生理状态，身心也能达到最佳的协调状态。

这种高水平状态不仅可以提高我们的业务表现和身体表质，还能使我们由内而外地充满魅力，展现出健康的体魄。如果能够维持这一高水平的动态平衡，那么，整个人就会呈现出焕然一新的面貌。

与血液循环和呼吸状态密不可分的自主神经

要想确保自主神经处于动态平衡，关键就在于掌握饮食和呼吸的诀窍。

饮食的重要性毋庸置疑，它可以帮助人体摄取营养，是重要的生命活动。

呼吸亦是重要的生命体征，生命活动的正常运

知识小贴士

深呼吸可以调节自主神经并稳定精神状态

呼吸和血液循环与自主神经密切相关。在起床或就寝时，为了缓解不安或者恐惧的情绪，不妨深呼吸。这是因为细微的情绪波动，也可能会让人陷入惶恐不安的恶性循环之中。

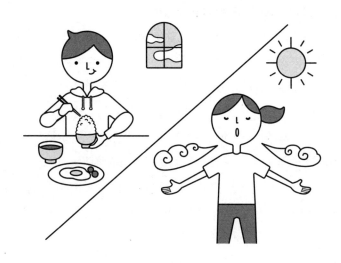

转都需要依靠呼吸来维持。呼吸又是调节自主神经和血液循环状态的重要纽带。

举个例子：当呼吸浅快、呼吸频率增加时，自主神经的平衡状态就会被打破，血液循环系统也会因此而受损，不仅会使肠内环境出现恶化，还会引起一系列类似于受到惊吓时的精神症状。

但当我们有意识地深呼吸时，我们的自主神经便会重归稳定状态。此时，血液循环也会因此而得到改善，除了肠内环境得到恢复，还会有心神宁静的感觉。

由此可见，当我们主动对呼吸频率进行调节时，心脏搏动和血液循环也会因此而进行相应的调节。

虽然时刻控制呼吸频率确实比较困难，但是，当起床或入睡时，或者心烦气躁时，我们可以通过有意识地深呼吸来进行自我调节。

用心观察自己的生活习惯，如果能够有效地打破那些恶性循环，也许就可以使我们的生活发生翻天覆地的变化。

饮食和呼吸不仅对于人类存续是重要的生命活动，对于维持自主神经的平衡状态也是十分重要的调节活动。

免疫系统的核心功能在于血液！调整自主神经平衡状态的同时也会提高免疫力

| 关键词 > 免疫力 ─────

免疫系统异常和循环系统异常是引发疾病的主要原因

在具体讲解如何通过改变不良生活习惯调整自主神经的平衡状态之前，首先跟大家介绍一下自主神经系统和免疫力之间的关系。

细菌或病毒进入人体导致疾病，就是通常我们所说的"感染了疾病"。当疾病来袭时，是免疫系统守护着我们的身体，使身体免受细菌或病毒的侵袭。

我们经常会发现，即使是在相同的环境下从事着相同的工作，有些人就容易感冒，而有些人则不会，原因就是个体免疫力强弱有别。当免疫力较强时，侵入人体的这些细菌或病毒就很容易被我们的免疫系统清除而不会引起疾病；而当免疫力较弱时，由于这些细菌或病毒不能被免疫系统所清除，身体就会容易出现症状。换言之，免疫力越强，对细菌或病毒的抵抗力也就越强。

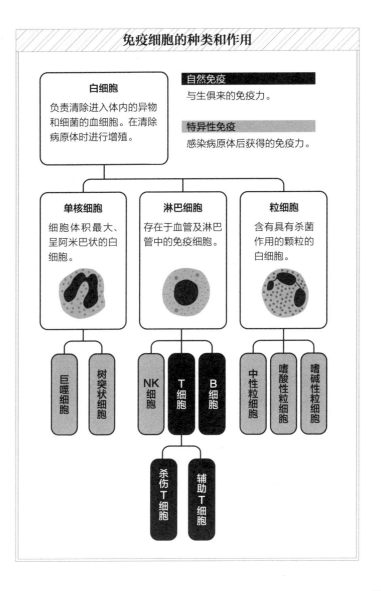

免疫细胞的种类和作用

白细胞

负责清除进入体内的异物和细菌的血细胞。在清除病原体时进行增殖。

自然免疫
与生俱来的免疫力。

特异性免疫
感染病原体后获得的免疫力。

单核细胞
细胞体积最大、呈阿米巴状的白细胞。

淋巴细胞
存在于血管及淋巴管中的免疫细胞。

粒细胞
含有具有杀菌作用的颗粒的白细胞。

巨噬细胞

树突状细胞

NK细胞

T细胞

B细胞

中性粒细胞

嗜酸性粒细胞

嗜碱性粒细胞

杀伤T细胞

辅助T细胞

免疫系统的核心功能在于血液中的白细胞

在免疫系统中发挥重要作用的是血液中的白细胞。

白细胞又可进一步分为富含细胞质的单核细胞和清除细菌等体积较大微生物的粒细胞，以及清除体积较小微生物的淋巴细胞。

近年来研究发现，交感神经兴奋可引起粒细胞的数量增加，而副交感神经兴奋则可引起淋巴细胞的数量增加。

当自主神经达到相对动态平衡时，白细胞的比例会达到最佳状态。当粒细胞和淋巴细胞的比例平衡时，我们人体的免疫力也会相应增强。相反地，如果自主神经的动态平衡被打破，那么白细胞和淋巴细胞的比例就会因此而失衡，人体的免疫力也会随之减弱，在这种情况下，交感神经处于过度兴奋的状态。

当交感神经兴奋时，粒细胞数量增加，人体对一般的感染性疾病的抵抗力也会相应增强。然而，当交感神经持续处于过度亢奋的状态时，情况就截然不同了。

在清除外源性微生物时，粒细胞可以分泌出水解酶和活性氧，捕捉这些外源微生物。当粒细胞数量过度增多时，它的清除能力就会大大增强。然而，并非所有的细菌都是有害的外源性微生物，此时过于强大的粒细胞还会清除那些对于维持人体健康十分重要的共生菌，此举反而会引起机体免疫功能的下降。

自主神经紊乱带来的不良影响

副交感神经持续处于过度兴奋状态，也会产生一些问题。当副交感神经兴奋时，淋巴细胞数量会增加，其对抗原的反应速度也会增加，使人体不易感染病毒。但是，当副交感神经持续处于过度兴奋状态时，淋巴细胞的数量过多，就会对抗原产生过度反应，也就是说，一丁点的抗原就会引起强烈的免疫反应，使人体出现过敏反应。

总而言之，自主神经的平衡状态与粒细胞和淋巴细胞所引起的免疫力增强有着十分密切的关系。然而，自主神经的变化并不会很快作用于免疫系统，需要经过一段时间，人体的免疫系统才会发生变化。

也就是说，偶尔的精神压力过大、饮食不规律和睡眠不足等问题，在对自主神经造成不良影响时，并不会立刻就对人体产生严重影响。

例如，当我们因为工作而熬了一个通宵时，虽然副交感神经的兴奋性会下降，交感神经的兴奋性会上升，但粒细胞的数量却不会突然增加，此时通过睡眠和适度休息可以恢复正常状态。但是，若我们持续熬夜，就会引起免疫细胞的数量和比例发生改变，从而引发各种问题。

∨

经过几千年的沉淀传承下来的食疗方法和生活习惯，想必都有一定的道理

∨

小林弘幸

日本顺天堂大学医学部教授

第 1 章

改善体质，从规划日常行为开始！

有利于调节自主神经的好习惯

调节自主神经的关键在于生活习惯。

重新审视早餐和晨起后一系列必需的生活习惯，有助于更好地稳定自主神经状态。

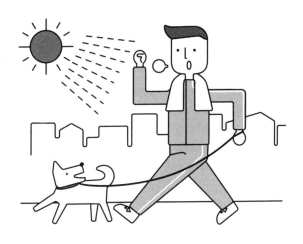

早餐是切换到活跃模式的开关！
"吃得好"才能把自主神经调动起来

| 关键词 〉无忧生活

早餐是切换自主神经模式的开关

提高自主神经功能水平的关键诀窍之一就是吃饭。

能够规律地进食一日三餐固然重要，但是，有很多人因为早晨没有食欲而吃不下饭或者因事务繁忙而没时间吃饭。

早餐是将自主神经从"休息模式"转换到"活跃模式"的重要开关。

食物进入胃中进行消化时，会同时刺激肠道蠕动，帮助人体将夜间消化吸收后剩余的食物残渣顺利地排出体外。

此外，吃早餐这一行为不仅有利于提高自主神经功能水平，而且有促进激素分泌、提高免疫力和优化身心状态的作用，因此要尽量抽出时间吃早餐。

对于以前基本不吃早餐的人而言，可以先从晨起后吃一根香蕉开始，培养自己吃早餐的习惯。

这是因为香蕉不但吃起来很方便，而且可以提供足够的热量。香蕉中富含的各种矿物质和丰富的膳食纤维，有助于调节

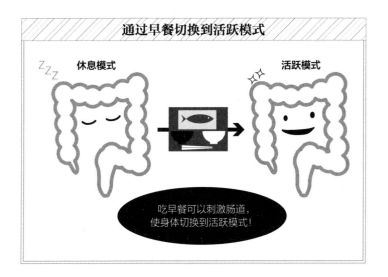

通过早餐切换到活跃模式

休息模式　　　　　　　　　　　活跃模式

吃早餐可以刺激肠道，
使身体切换到活跃模式！

人体的肠内环境。

无忧无虑地吃早餐

想要改善自主神经状态，无忧无虑地吃早餐无疑是重要的一环。

选择美味的食物作为早餐是基础中的基础。

在欧洲流传着一句名言："早餐是金，午餐是银，晚餐是铜。"还有一句

知识小贴士

在时间紧迫的早晨也可以轻松搞定的懒人食谱

如果感觉早晨确实没有时间做饭，那么在这里向大家介绍一个超简单的懒人食谱。可以将速食麦片混合蜂蜜和酸奶一起吃，这样就可以在摄入膳食纤维和乳酸菌的同时，摄取足量的低聚糖，以免血糖升高过快。

类似的名言也是同样的道理："早餐要吃得像个国王，午餐要吃得像个贵族，晚餐要吃得像个穷人。"

我们没有必要钻牛角尖，将这句话理解成"一定要像国王那样每天都享受豪华盛宴"。如果在繁忙的工作之余还像个国王一样胡吃海塞的话，反而会产生过多的精神压力。其实，用餐时保持愉悦的心情才是调节自主神经状态的重中之重。

只要脑海中随时想着要尽可能地均衡膳食，然后开开心心地享用美食就足够啦。

选择自己想吃的食物

不要有心理负担，轻轻松松地去挑选自己喜爱的食物，可以是一根香蕉，或是便利店里卖的饭团或者速食味噌汤。不要强迫自己必须去吃某种食物，选择自己认为好吃的美食即可。

以前人们总会觉得吃便利店的食物不健康，不要在便利店里买东西吃，实则不然。有时我的一日三餐也会去便利店解决，我从来没有觉得便利店的食物不好。

身处繁忙的现代社会，每日工作繁重，如果不去便利店解决餐饮问题的话，就很难保证自己既能及时就餐又能保持良好的状态。

选择早餐时重点其实并不是吃什么和吃多少，而是无忧无虑地去选择自己喜欢的美食并且开心地吃掉。

吃早餐可以补充每日所需的能量。适宜的用餐方式可以

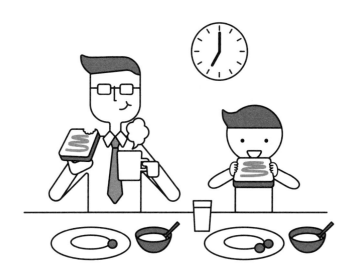

改善自主神经状态和精神状态，甚至有提高免疫力的效果。用早餐为每天充能，用早餐开启充满活力的一天。就让我们一起来享用"充能"早餐，开启新的一天吧！

拥抱晨光，有利于促进幸福激素"血清素"分泌

关键词 > 血清素

通过沐浴晨光来重置生理时钟

对于我们的生活和身体而言，不可或缺的就是阳光。

人体内有负责调节人体体温和激素分泌的生物钟，它以25小时为周期，周而复始地调节人体功能。

然而，由于地球自转，昼夜交替以24小时为1天，因而人体和太阳的运转周期之间其实存在1个小时的时间差，而阳光就负责调整这一重要偏差。

每天清晨沐浴阳光，有助于生物钟的正常运转，帮助我们调整睡眠和清醒之间的生物节律。

此外，晨起也是自主神经从以副交感神经为主切换为以交感神经为主的时机。沐浴阳光可以帮助身体从以副交感神经兴奋为主的状态逐渐转变为以交感神经兴奋为主的状态。

随着昼夜的交替，自主神经维持着动态的平衡。在自主神经的调节下，我们可以神清气爽地从睡梦中苏醒，开启新一天的生活，同时肠内环境也得到了有效改善。

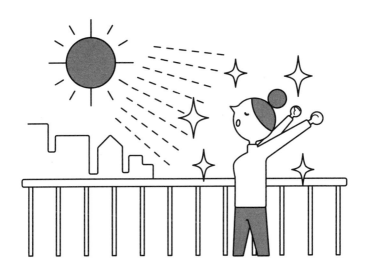

正如古人所云，"一日之计在于晨"，晨起阳光对于维持身体健康是十分重要的自然资源。

充分沐浴晨光，促进血清素分泌

如果早晨未能充分沐浴阳光，副交感神经和交感神经就无法顺利进行切换，继而造成自主神经紊乱。自

知识小贴士

小窍门之沐浴晨光好处多

以血清素为合成原料的褪黑素具有提高免疫力、预防疾病的作用。试着在早上起床之后就立刻拉开窗帘去感受阳光吧。相比遮光款式的窗帘，更加推荐透光款式的窗帘。在采光不好的时候，不妨去阳台或者玄关那里进一步感受阳光。

主神经紊乱会对人体造成不良影响，包括免疫力下降、食欲减退、便秘、腹泻等身体不适症状。

自主神经的平衡状态被打破，不仅会导致身体出现不适，而且会导致各种各样的心理问题，如消沉、提不起干劲等。

与健康的正常人相比，抑郁症患者脑内血清素的分泌量更少。而相关研究证明，血清素水平与我们可感知的幸福感相关，因此，血清素又被称为"幸福物质"或者"快感物质"。

近95%的血清素是在人体的肠壁内合成的，而仅有约5%的血清素是在大脑中合成的。人体的肠道又通过自主神经与大脑紧密联系在一起。如果肠内环境恶化，那么在此影响下，大脑对血清素的分泌也会随之减少。

如果被称为"幸福物质"的血清素分泌减少，人就会出现消沉、士气下降甚至抑郁等精神症状。

如前所述，约有95%的血清素是在肠道内合成的，因此，只有时常注意保持自主神经的平衡状态，维护和改善肠内环境，才能促使血清素正常分泌，维持幸福感。

沐浴晨光不仅能够改善自主神经的平衡状态，而且会促进大脑分泌血清素，增加我们的幸福感。

若血清素分泌增加，褪黑素分泌也会增加

如果晨起后沐浴充足的阳光，使血清素的分泌增加，那么夜间有助于睡眠的褪黑素的分泌量也会随之增加。这是因为血

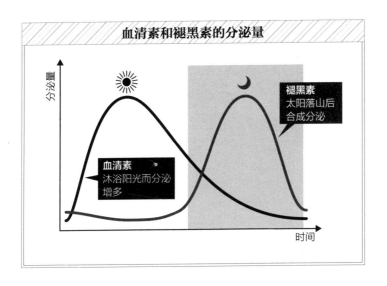

清素是合成褪黑素的原料，如果白天血清素能够得到充分的活化，那么夜间褪黑素的合成和分泌量也会增加。褪黑素的分泌有助于促进睡眠，提高睡眠质量。

高质量睡眠与自主神经的平衡状态息息相关，沐浴晨光可以帮助我们更好地进入良性循环，建立规律作息。

在这里建议大家，如果平时早上确实不能起床或者习惯睡懒觉的话，那么不妨试着每天早起30分钟，但不能用力过猛。若用力过猛，反而会造成不必要的精神压力。从点滴开始逐步改变，不要给自己太大压力，是改掉不良生活习惯的重点。

新的一天从称体重及确认大小便的状态开始，记得要每天观察二便的颜色和形状

| 关键词 > 大便

体重从来不会说谎

体重不会说谎。如果因为自制力不强而暴饮暴食，虽然我们可能骗得过自己，但是骗不过体重秤上的数字。不健康的饮食习惯会导致身体出现各种自主神经紊乱的症状，首当其冲的就是体重。

每天早晨关注体重的变化，有助于我们了解自己的身体情况。理想情况下，最好能够每天早晚各测一次体重，这样有利于更精确地把握自己肠内环境的状况。如果肠内环境正常，那么经过夜间不间断的能量代谢，晨起体重就会比前一晚降低约1kg。

如果体重在一两天内增加3~4kg，则应该有意识地想到是不是近期饮食习惯不佳，导致人体出现了自主神经紊乱的情况。如果体重出现大幅度增加，就要重新制订食谱，增加运动量，从改善生活习惯做起，努力将体重维持在最佳水平。

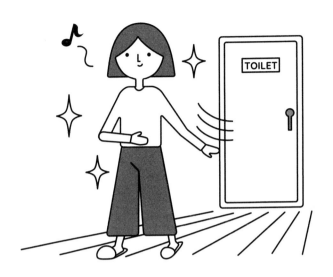

如果体重在短时间内出现迅速下降的趋势，也要高度关注，这暗示着身心状况可能出现了不容乐观的情况。体重骤降还有引起免疫力降低的风险，应该尽快体检，找出原因。

大可不必为体重多了100g或少了100g而悲从中来或者喜出望外，出现巨大的情绪波动并不可取。情绪

知识小贴士

随着年龄增大，尿频或漏尿情况也会增多，首先要确认具体次数

随着年龄增大，受挫于尿频或漏尿的人也越来越多，尤其是女性。记录小便及大便的次数，明确其是否与饮食及生活习惯改变存在密切关系。精神过度紧张会造成不必要的压力，反而会加重症状。

过度兴奋也会打破自主神经的平衡状态。只要将体重浮动控制在最佳体重的上下2kg以内就好。短时间内体重增加2kg以上，大多和暴饮暴食、精神压力过大这些不规律的生活方式有关，进而会影响到胃肠蠕动。

关注小便的颜色

每天除了关注自己的体重，还要检查自己的小便和大便。

这两者作为健康状态的"指示卡"，每天观察并确认其状态，有可能在早期发现各种疾病。

在观察小便时，应该重点关注颜色。如果颜色比往常深，则有可能是身体缺水的表现。例如，在炎热的夏季，一觉醒来身体可能会丢失大量的水分，就有脱水的风险。如果在排尿时发现颜色比往常要深，应该多喝清水来调整体内的水分平衡。

通过检视小便，还可以尽早察觉糖尿病、肾脏及前列腺等方面的疾病。在检查小便时，不仅要关注颜色，还要确认是否有泡沫或异味，是否有尿不尽的感觉或在排尿时是否伴随疼痛，甚至是否有尿血等严重情况。如果每天随时进行确认，我们将不会错过来自身体的"求救信号"。

理想状态的大便

在观察大便的时候，要从颜色、性状和软硬程度等方面来进行分辨。理想状态的大便应该是香蕉状的。如果能畅通无阻

如何鉴别"好的大便"和"不好的大便"

好的大便

- 能浮在水中
- 不怎么费力就能顺利排出来
- 没有臭味
- 黄色或者黄褐色
- 质地比牙膏稍微硬一些

不好的大便

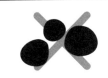

- 沉在水中
- 需要费很大力气才能排出来
- 有臭味
- 茶色或者黑褐色
- 大硬块或者小颗粒的羊粪状

地排出"香蕉便",则证明目前的肠内环境是相对健康的。除此之外,还要确认大便是否会沉入水中。如果大便沉入水底,则说明膳食纤维摄取不足,应增加膳食纤维的摄取。

如果大便不是黄褐色的,而是呈现出茶色或黑褐色,从性状上看也不是香蕉状的,而是结成大硬块或小颗粒的羊粪状,则提示肠内环境可能出现了问题。如果随之出现便秘或者腹泻症状,则更加提示可能目前出现了健康状况不佳的情况。

审视体重、小便、大便的状态只是对健康状况进行初步评估,并不能就此断言健康与否,但这些是自我身体管理中基础的一环。

晨起一杯清水，可以补充睡眠时丢失的水分

| **关键词 > 水分**

水分对稳定自主神经的平衡状态很重要

人体60%是由水分组成的，其中，75%的水分存在于细胞内，而其余的25%则存在于血液或淋巴液中。可以说，生命活动的维持全都依靠体内的水分，而自主神经的平衡状态也与水分有着密不可分的关系。

单是喝水这一动作，就会刺激胃肠神经，使副交感神经兴奋，改善自主神经的紊乱状态。

尤其是晨起时分，当机体从副交感神经兴奋状态逐渐转变为交感神经兴奋状态时，极易出现副交感神经过度抑制的情况，此时由于交感神经过度兴奋，因此会出现一大早使人心烦意乱的"起床气"。

如果此时能够喝一杯清水，则能将肠道的蠕动功能调动起来，继而使副交感神经维持一定的兴奋性，避免其出现过度抑制的情况。仅仅增加喝水这一环节就有助于改善自主神经的平衡状态，提高人体免疫力。

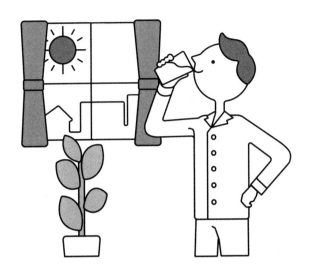

就让我们在早上起床简单漱口之后，再顺势喝一杯清水吧。喝水时还要注意的一点就是要一口气统统喝完。这样大口喝水更容易刺激肠道，打开肠道蠕动的"开关"，帮助人体顺利排便。

知识小贴士

烦躁易怒时喝点水就能冷静下来

在极度紧张、莫名烦躁或者慌张无措的时候，往往喝口水就能冷静下来，这是因为喝水可以刺激胃肠蠕动，使副交感神经兴奋，有助于缓解我们的精神压力。

记得晨起做做伸展运动，让肠道也一起醒过来

| 关键词 > 伸展运动

早晨迷迷糊糊会连累肠道功能

早上刚起床的时候，相信大家都会有迷迷糊糊、感觉醒不过来的情况，这个时候，身体会缩成一团，大脑也会一片空白，通常需要很长一段时间才能恢复过来。即便起床之后，也会觉得一整天身体都懒洋洋的，提不起精神，做什么都没有干劲。

如果早上"启动"不顺利，肠道功能也会受连累，不能像往常一样工作。相反，如果早上"启动"顺利，不仅会感觉一身轻松，肠道蠕动也会全速运转，免疫力也会提高。

要想晨起就将胃肠功能顺利调动起来，既需要良好的饮食习惯作为内因，又需要从外部让胃肠功能活跃起来。

为了更好地让身体苏醒过来，让胃肠功能活跃起来，可以在早上起床后进行3~5分钟的伸展运动。

通过伸展运动，适度地刺激肠道蠕动，有助于活跃肠道功能，还有利于晨起顺利排便。

5 种简单的伸展运动让肠道醒过来

在这里向大家介绍一下晨起就能轻松完成的 5 种简单的伸展运动。

1. 简单扭腹运动

人体取仰卧位，放松腹部肌肉，双膝并拢并呈直角弯曲。一边吐气，一边保持膝盖并拢的姿势，向身体左侧或者右侧倾倒。这项运动的技术要点是尽量保持上半身贴在床上不动，向身体两侧扭转腹部。

2. 侧体伸展运动

人体立正站直，有意识地舒展胸廓，将双手交叉置于头上。一边吐气一边慢慢将上半身向一侧弯曲，充分伸展后一边吸气，一边恢复至直立姿势，再向对侧进行相同的伸展运动。而后一边吐气，一边向前弯曲身体进行伸展运动，一边吸气，一边恢复至直立姿势。

3. 肠道刺激伸展运动

个体取俯卧位，用双手和膝盖支撑身体，挺胸

> **知识小贴士**
>
> **通过按摩腹部，由外刺激肠道，缓解便秘**
>
> 肠道对于来自腹部的按摩刺激是非常敏感的。如果有便秘或者其他腹部不适的感觉，可以通过按摩腹部，从肠道外侧刺激，缓解症状。按摩腹部的关键在于找到容易积粪的肠道所对应的腹部点位，通过用双手反复按摩的方式刺激肠道蠕动。

抬头，向下塌腰，保持30秒。翻身取仰卧位，抬起双腿，弯曲膝盖，双臂在胸前交叉并抓住对侧肩膀。缓慢抬起上半身并看向肚脐。感觉不适可以在腰下垫一个靠垫。重复动作20次。这个动作还可以锻炼腹肌。

4. 躯体伸展运动

个体立正站直，双脚与肩同宽，向身体两侧抬起双臂。用一只手抓住另一只手后水平横向朝身体后侧牵拉，扭转并伸展上半身。而后再换另一只手向对侧牵拉，左右交替进行。

5. 压腹伸展运动

个体立正站直，双脚与肩同宽，双手掐腰。配合呼吸进行动作。一边吐气，一边用掐住腰的双手捏住腹部两侧，增加腹部紧张感，并向前弯曲身体。吸气时放松并恢复至直立姿势。重复动作5~10次。

促进肠道运动的侧体伸展运动

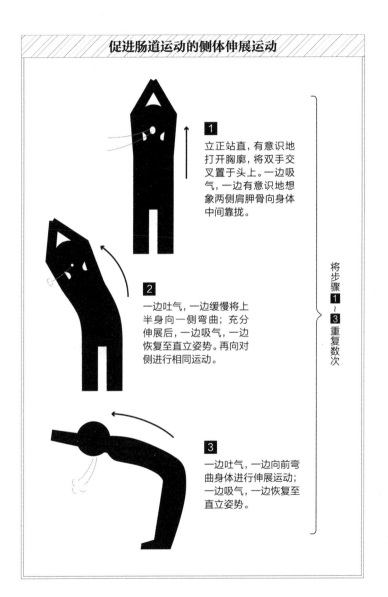

1

立正站直，有意识地打开胸廓，将双手交叉置于头上。一边吸气，一边有意识地想象两侧肩胛骨向身体中间靠拢。

2

一边吐气，一边缓慢将上半身向一侧弯曲；充分伸展后，一边吸气，一边恢复至直立姿势。再向对侧进行相同运动。

3

一边吐气，一边向前弯曲身体进行伸展运动；一边吸气，一边恢复至直立姿势。

将步骤 **1** ～ **3** 重复数次

让异常的身体状态重回正轨！吃早餐让生物钟迅速启动

关键词 ﹥ 时钟基因

维持正常的生物钟是保持健康的关键

我们的身体基本以24小时为一个周期，规律地进行新陈代谢和激素分泌，维持人体的正常运转。

在生物钟的调节下，人体规律地进行着昼夜交替。但是，生物钟的周期通常比我们所说的一天24小时要略长一些，也就是说，生物钟与地球的自转周期之间其实是存在微弱的时间差的。

如果生活不规律或者精神压力过大，引起了失眠症状，或者因为倒时差等，本来应该睡觉的时间却一直保持着清醒状态，再加上进食时间或者次数极端不规律，人体生物钟与地球自转周期之间的时间差就会增大。

人体的生物钟出现紊乱，会扰乱正常的激素分泌和新陈代谢，不仅会造成一定的精神压力，还会引起各种各样的生活习惯病。

在精神方面，生物钟紊乱会引起情绪低落，甚至会引发抑

体内存在的昼夜节律

　　各种各样的生命活动都与人体的昼夜节律密切相关，包括进食、体温调节、神经递质释放等。昼夜节律不仅会影响我们的睡眠和觉醒，还会帮助我们在早晨自然而然地醒来，晚上自然而然地想去睡觉，有规律地完成日常的生命活动。

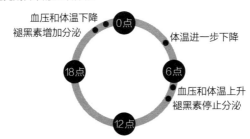

郁症，这一点需要我们特别注意。

　　因此，维持正常的昼夜节律，保证生物钟的正常运转，对于保持身心健康至关重要。

时钟基因管理着人体的生物钟

　　最近的研究表明，维持人体正常生物钟的关

知识小贴士

维持生物钟的三个小窍门

　　为了调整颠倒的时差，很重要的三个小窍门就是晨起饮水、晒太阳和吃高质量早餐。经常去海外出差、值夜班或者倒班等容易倒时差的人可以试试这三个小窍门，有助于人体恢复正常的生物钟。

键，是人体细胞内无处不在的时钟基因。三位美国博士发现了时钟基因并推导出了其作用机制，他们也因此在2017年获得了诺贝尔生理学或医学奖。

时钟基因掌管着人体的生物钟，不仅负责调节激素的正常分泌，还有助于调整自主神经状态，对于维持人体的健康活力发挥着极其重要的作用。

这些时钟基因若能够顺利启动并且被有效激活，就可以使全身细胞焕发新生，维持人体的身体健康。

启动时钟基因的两个关键点

根据"时间营养学"研究者的理论，启动时钟基因有两个关键点，一是接受太阳光的照射，二是进餐方式。晨起沐浴阳光可以有效地刺激大脑，向体内主要的时钟基因传递信号，光照通过信息整合可以帮助人体重启并修正生物钟，以维持正常的昼夜节律，有助于维持并调整自主神经的活性状态。

吃早餐也可以有效地活化分布于各个内脏器官的时钟基因，继而调整生物钟的节律。但是，吃早餐还远远不够，进餐方式同样也起着关键作用。

最新研究提示，为了在早餐时更高效地活化时钟基因，要注意调整禁食时间与进餐重量和质量的比例关系。简单来说，如果前一天的晚餐结束时间与第二天的早餐时间间隔过长，早餐的营养搭配就要更均衡（更高质量的早餐），这样才能更好地

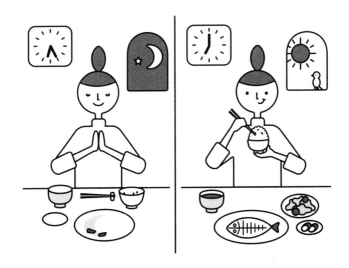

活化时钟基因。

　　为了有意识地调动时钟基因，早餐除了选择自己喜欢的食物，还要尽可能地注意营养搭配。尽量选择富含优质蛋白质和高质量脂类的食物作为早餐，注意碳水化合物、维生素和矿物质的摄取。

养成早餐后如厕的好习惯，通过按摩肠道来促进排便

| 关键词 > 排便

早晨是排便的最佳时机

从肠道的蠕动规律来看，早晨是排便的理想时机。这是因为夜间睡眠时副交感神经处于兴奋状态，肠道消化吸收最活跃。晨起排便有利于将夜间产生的代谢产物尽早排出体外。

人体在进食后，食物的营养物质首先经过小肠进行消化吸收，剩余的残渣则被输送至大肠，形成粪便。逐渐成形的粪便在S形的结肠内进行储存，为排便做好准备。吃过早餐之后，食物就会从口腔进入早已空虚的胃部，同时刺激肠道开始蠕动，继而产生便意。因此，早餐后会有便意是正常的生理规律，而此时就是排便的理想时间。

对于那些无法形成规律排便习惯的人而言，希望尽量养成每天在早餐后的固定时间内去卫生间蹲一蹲的好习惯。暂时没有便意也没关系，当养成规律如厕的好习惯之后，自然而然就会产生便意。

但是，如果排便过于困难，也不必强行用力排便或者太长

容易积存粪便的地方

大肠位于人体的下腹部，绕着腹部外侧走行一周，而粪便就容易积存在肋骨下方和腰椎两侧的这四个转角处。也就是说，如果在这四个转角处从腹部进行按摩，就会刺激肠道蠕动，有利于晨起排便。

粪便积存于这四个转角处！

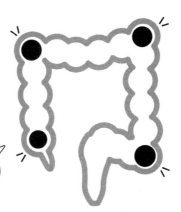

时间保持如厕姿势。用力过猛不仅会对身体造成一定的负担，还会使交感神经过度兴奋，反而会让身体陷入过度紧张的状态，更加难以排便。

让身体处于副交感神经兴奋的放松状态，才有助于更加顺畅地排便。

还要注意的是，如果强忍便意，还会造成便秘的困

知识小贴士

了解适合自己的排便节律

排便时间因人而异，每个人都有自己的排便节律。有些人不在晨起排便，也有些人并不是每天都会排便，而是每两三天才会排便一次。需要注意的是，正常的排便不会伴随疼痛感或腹胀感。

扰。因此，在有便意时应尽快去卫生间解决问题。

通过按摩肠道促进排便

肠道是人体内唯一可以隔着腹部的皮肤就能摸到的内脏器官，因此对外部刺激较为敏感。通过腹部按摩的方式施加刺激，有助于促进肠道的蠕动。

大肠位于人体的下腹部，绕着腹部外圈形成一个大大的方形。肠道中有几个转角的位置容易积存大便，大致位于肋骨下方和腰椎两侧。对大肠的四个转角处直接进行按摩刺激，就能诱发肠道蠕动，促进排便。

下面向大家简单介绍肠道的按摩方法，在去卫生间之前或者感到便秘的时候不妨先试着按摩一下。

1. 抓腹按摩

先确定好大肠的四个转角的位置，左手按揉左侧肋骨下方的腹部，右手按揉腰部后方的脊柱两侧，而后双手位置互换，再次进行按揉。

2. "の"形按摩

以肚脐为中心画"の"形进行顺时针按摩。要有意识地按摩这四个转角。

3. 穴位按摩

穴位刺激也能起到促进排便的作用。

这些穴位包括肚脐两侧3横指的天枢穴和天枢穴下3横指的

超简单的"の"形按摩手法

以肚脐为中心，顺时针画"の"。在按摩时，要有意识地对大肠的四个容易积存粪便的转角处进行按摩，刺激效果会更好。对于有便意但排便困难的人，也可以坐在马桶上按摩。

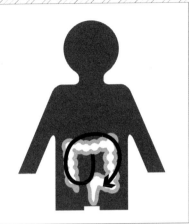

大巨穴。以握拳的方式按住这两个穴位进行按摩，有促进排便的功效。

让我们努力通过以上方式对肠道进行按摩，养成晨起规律排便的好习惯吧！

晨起散步或稍事运动后再去工作，有利于稳定自主神经

| 关键词 > 默认模式网络

以散步开启新的一天

为了能够更加清爽地开启新的一天，如何安排好晨起后的这段时光是十分重要的。

推荐大家在每天起床后去上班之间的这段时间，进行一些轻度的运动，类似散步这种强度的运动就可以。过于激烈的运动可能会对身体造成负担。稍事运动就可以改善血液循环，提高身体免疫力。

如前所述，早晨是自主神经系统从副交感神经兴奋状态切换到交感神经兴奋状态的时间。

晨起散步时，可以一边呼吸着新鲜空气，一边发着呆仰望天空，这种脑袋放空的状态十分有利于自主神经模式的顺利切换，帮助人体积极地调整体内的生物节律。

这种状态对脑细胞也是有好处的。在发呆时，脑细胞会自动进入大脑内被称为"默认模式网络"（DMN）的接管系统。

简单来说，DMN就是大脑在什么都不思考的无意识状态

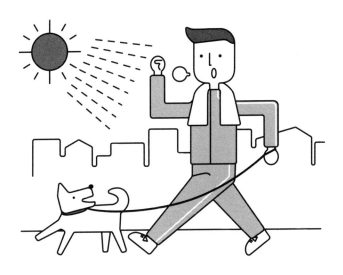

下，脑细胞为下一次有意识的行为做好提前准备的神经回路系统。

如果DMN运行正常，就可以帮助大脑更加高效地处理获得的信息，还可以提高我们的想象力。

因此，为了让脑细胞在白天时保持最佳工作状态，可以试着在早上安排散步等轻度运动，允许大

知识小贴士

强烈推荐深蹲运动，简单易行，好处多多

　我在每天早晨上班之前都要做30次深蹲运动。深蹲运动不仅在哪里都能做，而且不需要器械的辅助，是十分简单易行的运动姿势。保持正确的姿势，不仅可以锻炼腰腿部位，肠道和盆底肌群也能从中受益。

脑放空一段时间。

越是持续处于紧张状态的人，越应该花一些时间，让高速运转的大脑冷却或放松一段时间。

20分钟的有氧运动可以增强免疫力

20分钟的有氧运动，可以增强人体的免疫力，还可以帮助氧气在全身循环起来，有利于改善大脑的血液供应。

如果还有余力的话，做有氧运动之外，还可以增加一些肌肉锻炼，但要量力而行，不必太过勉强。

尽量不要在早上进行增加身体负担的高强度运动，散步或健步走之类的轻度运动就已经足够了。

如果平日运动量不足，肠道蠕动就会随之减弱，导致肠内环境逐渐恶化，最终影响人体的身心健康。

在繁忙的现代社会，人们并没有给早晨留出充足的运动时间，此时还可以尝试步行上下班，或者在日常生活中尽量不使用电梯或扶梯，有意识地通过走楼梯让身体动起来。

虽然这些都是不足挂齿的小事，但同样有助于缓解压力，改善肠内环境。

走路时试着有意识地挺直腰背，走出节奏感

理想的走路姿势是背部挺直、肩膀放松、有节奏地徐徐前进。有意识地挺直头颈，将头顶指向天空，想象着以人体的

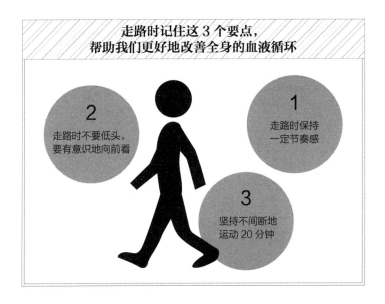

走路时记住这 3 个要点，帮助我们更好地改善全身的血液循环

2 走路时不要低头，要有意识地向前看

1 走路时保持一定节奏感

3 坚持不间断地运动 20 分钟

中心肚脐的位置向前整体移动，而不要只盯着脚看。

　　采用这种姿势走路，有助于伸直气管，让呼吸变得更加轻松，有益于增加血液中的氧含量。此外，采用这种姿势走路还可以有效扩张末梢血管，帮助全身细胞获得新鲜的氧气和营养物质。当全身细胞都能够得到充足的滋养时，机体便能维持自主神经的平衡状态。

锻炼身体！利用工作或做家务时的零散时间来进行简单的伸展运动

┃ **关键词** > 零散时间

要避免一直坐着

来自澳大利亚的研究发现，日本人久坐的时间是全世界最长的。研究显示，日本人平均每天有7个小时是坐着的。长时间坐着伏案办公确实是无法避免的现实，但回到家还有很多人长时间坐着看电视或闷头玩手机，这样下来，一整天他们都在保持坐姿状态。

人体的构造原本更加适合直立活动，久坐会导致血液循环恶化，使人体容易出现肥胖、癌症、糖尿病和心肌梗死等问题，还会增加相关疾病的患病风险。

即使是每周都去健身房进行锻炼的人，如果平日里久坐，其患病风险也会增加。

利用零散时间活动身体

长时间保持同一姿势，会使肌肉处于持续收缩状态，继而影响血液循环；还会影响肠道正常的蠕动功能，导致免疫力下

"久坐大国"日本

2012年，澳大利亚悉尼大学等研究机构发表的调查结果显示，日本人平均每天保持坐姿的时间约为420分钟，也就是7小时，而其他20个国家的平均坐姿时间约为300分钟，也就是5小时。

2019年，明治安田厚生事业团体力医学研究公布的调查结果显示，对于成年人而言，如果每天久坐时间达9小时以上，其患糖尿病的概率是久坐时间低于7小时人群的2.5倍。

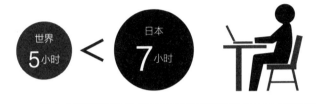

降，使机体易被病原体侵袭。

为了避免久坐，我们最好能够适时地站起来多活动，扭扭腰、扭扭脖子，或者舒展一下背部，利用这个时间还可以按摩一下腹部，促进胃肠蠕动。尽量避免一个姿势保持太长时间，尽可能在保持坐姿1

知识小贴士

WHO 发出过警告，久坐可能缩短寿命

WHO的调查结果显示，长期久坐这种不良的生活方式和吸烟饮酒一样，也会导致人体容易患上生活习惯病。此外，还有其他调查结果提示，每坐着看1小时电视，就会让寿命缩短22分钟。由此可见，久坐是威胁人体健康的大敌。

个小时之后，就换个姿势活动一下。

利用工作之余或茶余饭后，抑或做家务时的零散时间，来活动一下身体，转换一下心情，还可以让一直处于兴奋状态的交感神经稍事休息。

适合零散时间进行的简单伸展运动

利用工作或者做家务的零散时间进行简单的伸展运动，在力所能及的范围内稍事运动，不仅可以放松身心，还有助于刺激肠道蠕动，活化肠道功能。

1. 转转肩胛骨

向前伸出右手臂，手向上弯曲手肘。用左手从下方托住右侧弯曲的手肘，旋转右手腕。左右上肢交替重复动作5次。

2. 摇摇股关节

在椅子上坐稳，将左脚放在右腿的膝盖上，转动左脚的脚腕。左右腿交替重复动作。

3. 扭腰

挺直背部，直立站好。双手掐腰后调整双手位置，将左手置于左侧肋骨下方，右手在腰椎旁牢牢扶住腰部。在收紧肛门的同时大幅度向左右两侧扭腰，共做8组动作。左右手位置交换后，重复上述动作。

4. 活动脚腕

左腿站立，抬起右腿，从大腿后侧抓住右脚脚腕，将脚

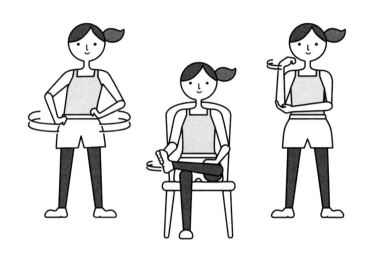

跟靠近臀部，保持这个姿势不动，扭动右脚的脚腕，持续扭动
10秒左右。

　　左手掐腰保持平衡。如果难以保持平衡，可以扶住周围的
桌子等维持平衡。左右脚交替重复上述动作。

5. 卷腹

　　面对椅子，将右脚放在座椅上，保持这样的姿势，向前卷
腹屈体。此时可以用右手抓住椅背，用左手压住脚部，保持姿
势尽量不动。左右腿交替重复上述动作。

　　就让我们在工作或闲暇之余，试着做做这些放松运动，来
改善我们的自主神经状态吧！

午餐是重要的加油站，可以为自己注入全新活力！

┤ 关键词 > 午餐 ├

专心致志吃午餐，有利于改善自主神经的平衡状态

想要身体不会累，吃好午餐很重要。

打比方的话，午餐就是维持全天高效工作的"加油站"。为了使人体下午也能继续充满活力，吃好午餐是不可或缺的重要一环。

对于吃午餐而言，重要的是放松心情去享受美食。即便忙得焦头烂额，在午休时间也尽量试着放松一下，去专心享受眼前的美食。如果一边吃饭一边心不在焉地想事情，就会影响胃液分泌和肠道蠕动，进一步影响食物的消化和吸收。长此以往，这些食物不仅无法顺利地被人体消化和吸收，还会导致胃下垂和肠内环境恶化等不良状况。即使是用心调整好的自主神经状态，也会在午餐时功亏一篑。

此外，在用餐时建议大家细嚼慢咽，尽量放慢进餐速度，有利于创造良好的肠内环境，保持健康稳定的自主神经状态。

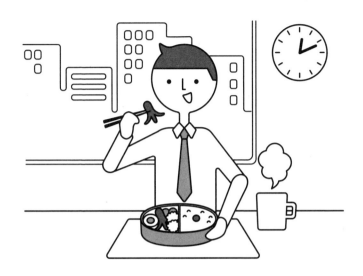

知识小贴士

借用《孤独的美食家》中的精神满足法来享用美餐

专心致志地用餐还可以帮助我们通过精神满足法来更轻松地进入冥想状态。就像电视连续剧《孤独的美食家》中描绘的那样，在品味食物的同时，按照食物的色香味的顺序在心中逐一进行评价。

要记住，单单是专心致志地用餐这个动作，就有改善自主神经的效果。午餐时间就是自主神经状态的平衡时间。

最好不在晚上9点之后吃晚餐，晚餐应选择易消化的食物，以半饱为宜

尽早吃晚餐有助于改善副交感神经的平衡状态

早中晚三餐对于兴奋副交感神经、改善肠内环境而言，是不可或缺的重要环节。何时用餐对于维持自主神经状态而言，也是十分重要的。晚餐吃得越早越好，在傍晚5点以后，越早吃晚餐，就越有利于改善副交感神经的平衡状态。

此外，三餐之间的时间间隔太短也不好。为了保证上一餐吃进去的食物已经顺利通过小肠被吸收，三餐之间应该尽量维持5个小时的时间间隔。如果两餐之间间隔太近，就会给肠道带来不必要的负担，扰乱人体正常的肠内环境。

另外，何时停止用餐也是需要我们考虑的问题。如果在晚上12点睡觉，那么在睡前3个小时，也就是晚上9点之前，就要结束当天的晚餐。

如果预计晚餐时间可能会超过晚上9点，那么要适当减少饭量，以半饱为宜。菜品最好选择容易消化的食物。这时要尽量避免选择那些不易消化的食物，如油炸类食物或者日式拉面

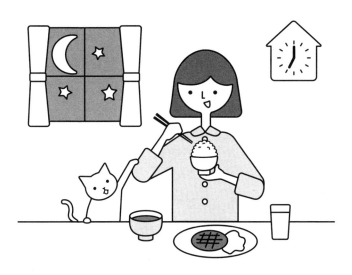

等。避免以碳水化合物为主，尽量选择蔬菜和鱼肉或鸡肉等油脂含量相对较少的食物，这样可以将进餐过晚的不良影响降到最低。

知识小贴士

享受烤肉或者牛排等肉类食品的小窍门

在夜间暴饮暴食会让人在第二天感觉更加疲惫，但有些时候就是想在晚上体验大口吃肉的快感。如果想放纵地吃肉，建议尽量早点儿开餐。在配餐的选择方面，也要尽量避开碳水化合物，多搭配些蔬菜。

晚上12点前入睡才能既保证优质睡眠，又能在第2天神清气爽地醒来

| 关键词 > 入睡

睡眠不足或者睡眠质量差会严重扰乱自主神经平衡状态

好不容易通过饮食和运动将自主神经调节稳妥，如果晚上睡眠不足或者睡眠质量太差，就会让所有的努力功亏一篑。有研究发现，睡眠质量太差不仅会造成自主神经紊乱，严重时还可能让人感觉疼痛。

虽然年轻时熬夜并不会对人体产生太大的影响，但是，随着年龄的不断增加，熬夜对人体的影响会越发明显。如果晚上的睡眠质量太差，扰乱了自主神经状态，那么早晨照镜子时就会发现自己尽显疲态。

我现在已经50多岁，但因为还在工作，每天最早也要夜里11点才能结束工作回家。即便是这样，我也争取在夜里12点前上床睡觉。一回家就赶紧睡觉并不是为了能多睡一会儿，而是想在夜里12点消化活动开始进入活跃状态时尽快入睡。一般情况下，副交感神经的兴奋性在晚餐的3小时后达到巅峰，因此，如果从每晚9点在工作空闲期间吃晚餐算起，在夜里12点左右

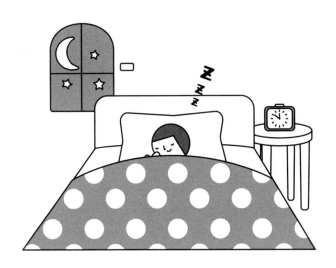

副交感神经刚好达到巅峰状态。在这个时间段入睡，刚好有利于副交感神经调整肠内环境，也有利于进一步的消化和吸收。

因此，每天争取在夜里11点前上床睡觉，最迟也要在12点之前睡觉。高质量的睡眠还有助于第2天的排便顺利。

知识小贴士

睡眠时间不是越长越好

6.5～7.4小时的睡眠可以满足人体的健康需要。睡眠时间在5小时以下或者超过8小时可能会有损人体健康。相比睡眠时间而言，睡眠质量更为重要。

过去不曾存在的
那些减肥法、断食法，
现在也应该摒弃

小林弘幸

日本顺天堂大学医学部教授

第 2 章

整顿肠内环境，积蓄潜力!

通过肠道运动来调节
自主神经

被称为"第二大脑"的肠道，是非常重要的内脏器官，它对自主神经的影响非常大。通过促进肠道蠕动来创造良好的肠内环境，有利于调节自主神经。

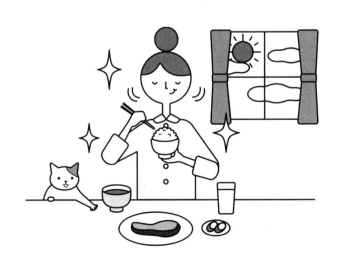

配合自主神经的每日周期节律来用餐，更加有利于维持身体健康

| 关键词 > 用餐

维持交感神经和副交感神经平衡状态的关键在于如何用餐

自主神经由交感神经和副交感神经组成，交感神经兴奋时，人体处于紧张状态，而副交感神经兴奋时，人体则处于放松状态。交感神经就像是掌管加速的油门，而副交感神经则是负责减速的刹车。

交感神经和副交感神经相互作用，相互抗衡。当一方处于兴奋状态时，另一方就会处于抑制状态，两者在一天之中交替兴奋和抑制，但始终维持在相对平衡的状态下。

当人体处于健康状态时，从起床到白天活动和工作，交感神经都处于优势状态，而从傍晚开始到夜间休息时，则以副交感神经兴奋状态为主。一天之内，两种状态有规律地交替，始终维持着动态的平衡状态。

但是，如果某一方呈现明显极端的兴奋状态，则这一平衡状态就会被打破，进而影响我们的身心健康。如果想使自主神经维持理想的平衡状态，如何用餐就是其中的关键所在。

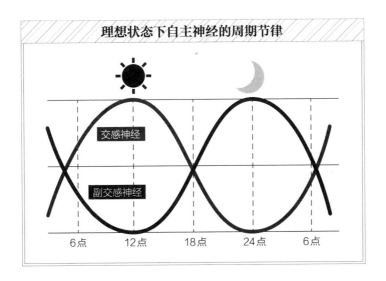

理想状态下自主神经的周期节律

交感神经

副交感神经

6点　　12点　　18点　　24点　　6点

保持肠道正常蠕动的秘诀

晨起时光是自主神经由副交感神经兴奋状态切换到交感神经兴奋状态的时间段，早餐是按动这一"转换开关"的重要按钮。通过吃早餐这一动作，就可以使交感神经兴奋起来，让整个人清醒过来。

知识小贴士

大多数长寿的人喜欢吃肉是有原因的

我们经常会看到，有很多精神矍铄的高龄老人都非常喜欢吃肉。比起植物蛋白，动物蛋白含有更多的必需氨基酸。而构成自主神经的原料就是由这些氨基酸组成的蛋白质。这些肉类食物中的优质蛋白质有助于提高自主神经的兴奋性，帮助我们维持健康的身心状态。

此外，进食行为还会刺激肠道蠕动，同时保持副交感神经处于一定的兴奋状态，帮助两种自主神经在维持平衡状态的情况下还能持续处于较高的兴奋水平，神清气爽地开启新的一天。早起缺乏食欲也没有关系，可以先喝点儿水。仅仅喝一杯水，就可以刺激肠道蠕动，兴奋副交感神经。

不要忽视早餐的重要性，因为不吃早餐还会导致午餐之后血糖快速飙升。而高血糖正是引起肥胖及各种生活习惯病的危险因素，因此一定要按时吃早餐。

用心规划午餐，预防自主神经状态发生骤变

如果吃完午餐之后有会议安排或者需要伏案工作，我们经常会发现自己难抵困意。

这是因为在用餐时，交感神经处于兴奋状态，而在用餐后肠道开始蠕动，促使副交感神经处于兴奋状态，使身体处于放松状态，进而产生困意。

为了避免这种情况的出现，在吃午餐时，就要尽量避免自主神经状态发生剧烈变化。此时就要用心规划午餐安排。

为了不让自主神经状态切换过快，要注意在吃午餐时尽量细嚼慢咽，并且只吃八分饱。细嚼慢咽可以减慢交感神经的兴奋速度，同时可以使副交感神经更加平稳地兴奋起来，以此来达到稳定过渡的目的。如果午餐时间比较紧张，不允许我们细嚼慢咽，则需要适当减少午餐的进食量。

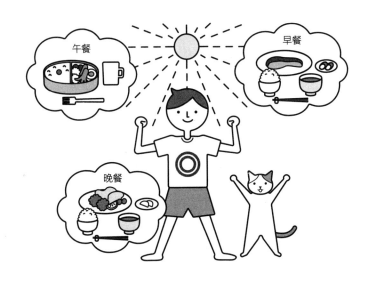

晚餐要多吃蔬菜和蛋白质含量高的食物

夜晚是副交感神经切换到优势状态的时间。副交感神经兴奋会让人有全身放松的感觉，此时肠道蠕动处于相对活跃的状态，是消化吸收的黄金时段，因此，建议大家在晚餐时多摄入一些蔬菜和蛋白质含量较高的食物。

此外，晚餐要尽量在睡前3小时吃完。这是因为吃饭时会引起交感神经兴奋，如果刚吃完晚餐就倒头睡，此时交感神经仍然处于兴奋状态，会导致肠道蠕动迟钝，影响肠道的消化和吸收功能，过多的营养物质就会转化为脂肪储存下来。

严寒、酷暑都会影响自主神经的平衡状态，饮食结构要随季节变化进行调整

—— 关键词 〉气候变化 ——

配合自主神经的周期性变化调整饮食

自主神经不仅会因为日夜交替而出现周期性变化，而且会随着季节交替而出现较大的变化。季节交替时，气温和气压会发生较大变化，当自主神经不能适应外界的环境变化时，就会引起自主神经出现紊乱，人体的免疫系统也会随之出现问题，进而更易受细菌或病毒的侵袭，也就容易引起感冒或流感。

具体而言，当夏季气温升高时，副交感神经占主导地位，而当冬季气温降低时，则由交感神经占主导地位。

夏季时，在炎热地区生活居住的人们喜欢在饮食中添加辣味的调味料，一方面可以促进食欲，另一方面，这些食材能起到兴奋交感神经的作用。

冬季时，人体为了保暖，交感神经会兴奋，促进血管收缩，以达到升高体温的目的。此时，交感神经处于兴奋状态会影响肠道的蠕动功能。因此，相比那些会增加胃肠负担的食物，更应该选择有利于消化的食物，以配合人体的生理变化。

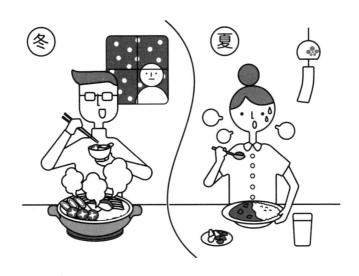

当季节变化的时候，如果自主神经不能很好地适应这种变化，就会导致人体出现各种不适症状。努力维持自主神经处于高水平的稳定状态，有利于人体适应季节变化，使身体能够持续处于健康状态。

知识小贴士

需要格外注意的是，自主神经紊乱最易发生在春季

春季因为环境变化较大，是最容易引起身体不适的季节。当冬季向春季进行交替时，自主神经的状态也从交感神经兴奋性为主的状态，转变为副交感神经兴奋性为主的状态。当交感神经的状态转换出现问题时，就容易引起身体不适或者情绪欠佳，此时要特别予以注意。

改善肠内环境，调动身心抗衰老

| 关键词 > 副交感神经优势状态

衰老和精神压力过大会导致副交感神经兴奋性下降

肠道具有吸收摄入体内的营养物质并排出有毒物质的重要作用，因此，肠道又被誉为人类的"第二大脑"。除此之外，肠道还在维持和改善自主神经平衡状态方面起着举足轻重的作用。

当肠内环境得到改善、肠道蠕动增加后，副交感神经兴奋性明显升高，帮助人体抗衰老。

副交感神经的整体兴奋性会在男性约30岁、女性约40岁时出现断崖式下降。因为衰老本身就会导致副交感神经兴奋性下降，再加上我们身处交感神经亢进的压力性社会环境，就会迫使副交感神经受到更严重的影响。

长此以往，我们的身心就会慢慢失去抵抗衰老的能力，继而导致血液循环恶化，不仅身心都处于紧张状态，而且会引起人体免疫力下降、体力下降、失眠及肩部酸痛等其他不适症状。如果血液循环恶化，导致血液黏稠度增加，则会影响内脏器官功能，引起新陈代谢水平降低，进而导致肥胖等各种生活

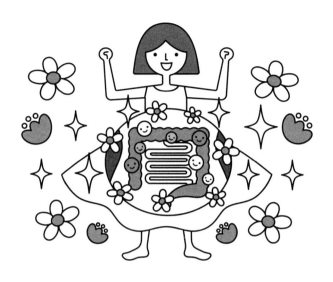

习惯病。

如果通过努力能够改善人体的肠内环境，我们的生活将会发生翻天覆地的变化，人体的细胞也会重获生命力，连同身心一起维持年轻状态。

知识小贴士

持续兴奋的副交感神经，具有改变人生的魔力

作为一名医生，我接诊过很多深受便秘困扰的患者。在接诊时，我深深体会到如果肠内环境发生变化，人生状态也会随之发生变化。改善肠内环境有助于提高副交感神经兴奋性。当自主神经平衡状态得到改善时，我们的人生状态也会得到改善，获得抗衰老的能力。

积极摄取对肠内环境有益的营养物质，有助于维持自主神经的平衡状态

| 关键词 > 营养物质

摄取丰富的抗氧化物质

想要将自主神经维持在理想的平衡状态，重点就在于如何让血管和肠内环境保持良好的状态。

想要改善血液循环状态，首先要保证营养均衡的饮食结构。

挑食会让血液变得更加黏稠，减慢血流速度。黏稠的血液还会对血管壁造成损伤，引起动脉硬化或血管栓塞。为了避免因此而引发的危及生命的心脑血管疾病，就需要我们对血液过于黏稠的情况及时进行纠正。

为了让血液循环变得更加通畅，适当摄入具有抗氧化作用的营养物质，有助于净化血液，起到改善血液循环的作用。

抗氧化物质能够抑制体内的氧化应激反应。就像避免金属生锈一样，这些抗氧化物质有助于避免血管"生锈"。水果蔬菜中那些形成果蔬颜色、味道和香味的多酚或者胡萝卜素等物质，大多具有抗氧化作用。黄麻和胡萝卜这些黄绿色蔬菜含有丰富的 β 胡萝卜素；红辣椒、西芹、猕猴桃和草莓则含有丰富

的维生素 C；维生素 E 是脂溶性维生素，在杏仁和植物油中含量较为丰富。以上所提及的 β 胡萝卜素、维生素 C、维生素 E 就是具有代表性的抗氧化物质。

鱼类和部分植物油中的不饱和脂肪酸也具有抗氧化的作用。不饱和脂肪酸在常温下不会凝固，可以调节血液中三酰甘油和胆固醇的含量，有净化血液的作用。橄榄油中的油酸是一种难以被氧化的脂肪酸。沙丁鱼和秋刀鱼含有丰富的二十二碳六烯酸（DHA）及二十碳五烯酸（EPA），这些食物都是很好的不饱和脂肪酸的来源。

膳食纤维有助于通便

膳食纤维和发酵食品可以促进肠道蠕动，有助于保持肠内环境健康状态。

膳食纤维无法在人体内被消化酶消化和吸收，它保持未分解的状态从小肠被运送至大肠。膳食纤维不能被消化和吸收，就意味着它全程保持原形而无法提供能量，但正是由于膳食纤维具有这样的特性，才有助于形成更多的粪便，促进肠道蠕

知识小贴士

紫外线防护过度，会导致维生素 D 缺乏

近年来，由于过度防晒导致维生素 D 缺乏的患者越来越多。维生素 D 缺乏导致血液中的钙减少，使人易患佝偻病或骨质疏松症，因此，在日常防护时，切不可过度防护紫外线，采取适当的防晒措施即可。

动，帮助人体顺利排便。

膳食纤维又分为可溶性膳食纤维和不可溶性膳食纤维。

可溶性膳食纤维可以兴奋副交感神经。这些可溶性膳食纤维可以溶解于水中，形成胶冻样物质。这些胶冻样物质可以向粪便输送水分，避免粪便过于干燥，有利于粪便顺利排出。此外，这些可溶性膳食纤维还具有改善肠内环境、平衡肠道内益生菌和致病菌的作用。

不可溶性膳食纤维可以吸收胃肠内的水分。吸收水分后，膨胀的膳食纤维可以进一步刺激肠道蠕动，让人产生便意。

此外，味噌、酸奶、奶酪、腌菜、泡菜等发酵类食物含有丰富的益生菌，有助于改善肠内环境，在营养搭配时可以多添加此类食物。

摄入足够的必需氨基酸

蛋白质由氨基酸组成，有些氨基酸可以在体内合成，而有些氨基酸必须从食物中摄取，这些体内无法合成的氨基酸，被称为"必需氨基酸"。必需氨基酸共有9种：赖氨酸、色氨酸、苯丙氨酸、甲硫氨酸、苏氨酸、异亮氨酸、亮氨酸、缬氨酸、组氨酸。人体自主神经有效发挥作用的前提，就是摄入足够的必需氨基酸。因此，在日常生活中，我们需要摄入足够的蛋类及肉类，这些富含优质蛋白质的食物可以有效改善自主神经的平衡状态。

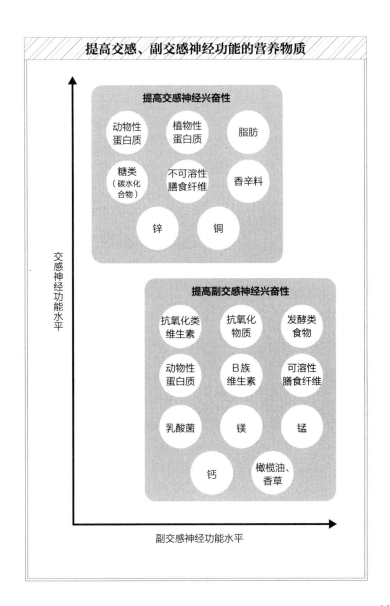

提高交感、副交感神经功能的营养物质

交感神经功能水平

提高交感神经兴奋性

动物性蛋白质　植物性蛋白质　脂肪

糖类（碳水化合物）　不可溶性膳食纤维　香辛料

锌　铜

提高副交感神经兴奋性

抗氧化类维生素　抗氧化物质　发酵类食物

动物性蛋白质　B 族维生素　可溶性膳食纤维

乳酸菌　镁　锰

钙　橄榄油、香草

副交感神经功能水平

适度刺激肠道蠕动，通过一日三餐调整肠内环境

关键词 > 肠道

通过一日三餐刺激肠道

一日三餐是改善自主神经平衡状态、维持身心健康的最佳选择，这是因为一日三餐可以改善肠内环境。

在运动量不足、摄入量过剩的现代社会，很多人秉持着"一天吃一两顿饭就够"的理念。

单从一顿饭就能满足全部营养或者减肥的角度来说，倒也无可厚非。

对于基本不运动的人来说，如果一日三餐吃得太多，肯定会导致身体出现能量过剩、肥胖或者代谢综合征等情况。

除一日三餐需要适当控制进食量外，还需要特意强调另外一点，那就是一日三餐是有效刺激肠道蠕动的最佳时机。

肠道需要适度刺激

对于人体而言，肠道是比较特殊的器官，它具有受到刺激就会加速蠕动的特点。在做腹部手术的过程中，我们可以直观

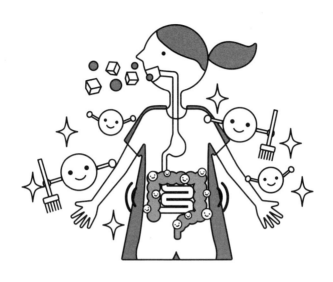

地发现，如果术中碰到了肠道，就会引起这部分肠道的加速收缩。便秘时，通过按摩腹部来加速肠道蠕动进而促进排便，也是同样的道理。

实际上，进食这一行为也会刺激肠道蠕动。

如果一天只吃一顿饭，相当于一整天的时间里只对肠道进行了一次刺激。同理，如果一天只吃两顿饭，在一天之中

知识小贴士

为了预防代谢综合征，一日三餐要比一天只吃两顿饭好得多

进食不仅为了补充营养，更有刺激肠道蠕动、调节自主神经平衡状态的作用。通过一日三餐在进食时兴奋自主神经状态，不仅可以有效缓解疲劳，还可以避免身体过于肥胖，避免出现代谢综合征等不良症状。

仅仅刺激了肠道两次。这样的刺激频率对于肠道而言是不够的。相反，如果一天之内时时刻刻都在吃东西的话，对肠道的刺激则过于频繁，使肠道出现疲劳状态。

为了使肠道在得到适度刺激的同时有足够的时间休息，一日三餐是最佳的进食频率。

人体在进食后，"食物热效应（由于进食引起能量消耗增加的现象）"还会引起体温升高，咀嚼动作所带来的刺激也有助于大脑活化。

从精神层面上来讲，享受食物的过程也可以兴奋副交感神经，在繁忙紧张的工作之余帮助我们更加有效地放松心态。

重视摄入早餐，可以有效减轻便秘症状

早餐是改善肠内环境最重要的方式。

自古以来就有"早餐是金，午餐是银，晚餐是铜"的说法。由此可见，三餐之中最重要的一餐就是早餐。这是历经几百年，甚至几千年的积淀所传承下来的古人的生存智慧。

对于常年饱受便秘之苦、肠内环境糟糕的人群，如果能认真坚持一日三餐，并重视早餐的摄入，绝大多数人都能体会到其中的好处。坚持一日三餐，不仅可以有效缓解便秘症状，而且有助于改善肠内环境。

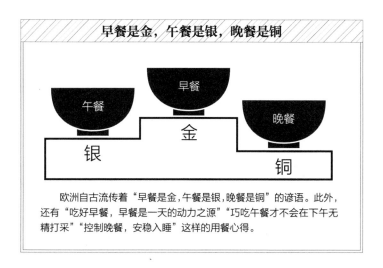

早餐是金，午餐是银，晚餐是铜

欧洲自古流传着"早餐是金，午餐是银，晚餐是铜"的谚语。此外，还有"吃好早餐，早餐是一天的动力之源""巧吃午餐才不会在下午无精打采""控制晚餐，安稳入睡"这样的用餐心得。

早餐的营养搭配大有学问

以上建议对于那些平时不怎么吃早餐的人而言，效果更显著。认真吃早餐除了能让身体状态变好，使我们每天充满活力，还有可能改变我们的性格。极力推荐大家要养成吃早餐的好习惯。

此外，早餐吃什么，如何进行营养搭配也需要我们认真考虑。

富含优质蛋白质的肉类、鱼类和蛋类等食物含有丰富的氨基酸，青鱼类食物和橄榄油还含有丰富的不饱和脂肪酸。面包和米饭含有大量的碳水化合物，蔬菜和水果含有各种各样的维生素……在搭配早餐时应注意饮食均衡。

只有早餐才能起到3种绝佳作用

| 关键词 > **肠道蠕动**

吃早餐不仅能够补充营养物质和能量，而且有三个极其重要的作用。

其一，提高副交感神经兴奋性。

其二，促进血液循环。

其三，有助于更加从容地度过早间时光，不再慌慌张张地爬起床就去上班。

刺激副交感神经兴奋，有助于促进肠道蠕动

首先，让我们来回顾一下有关副交感神经的知识吧。

食物进入肠道后会刺激肠道加快蠕动。吃早餐可以让处于睡眠状态的肠道清醒过来。

而后我们的身体会发生怎样的变化呢？由于肠道蠕动与副交感神经状态紧密相关，因此，吃早餐这一行为还会使副交感神经兴奋性升高。

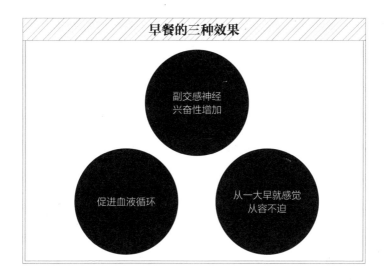

早餐的三种效果

副交感神经
兴奋性增加

促进血液循环

从一大早就感觉
从容不迫

当全身血液循环得到改善时，升高的体温还会活化大脑功能

吃早餐是如何改善血液循环的呢？

当我们吃完早餐后，消化系统会对进入肠道的食物进行消化和吸收。当肝脏开始发挥生理功能时，会产生一定的热量，并会有大量的血液流经肝脏。这些血液从

知识小贴士

早上要开会的话，不如试试在早餐时进行吧

在美国，忙碌的商业精英会选择在早餐时开会或者进行要事沟通，这种方式被称为"早餐会"，对于维系自主神经状态和维持高效工作而言，都是极为合理的安排。

肝脏返回心脏，再由心脏泵向全身细胞，为全身细胞带去营养物质和热量。早餐就是通过这样的方式促进全身的血液循环。在此过程中，血液循环系统得到改善，还使我们的全身都暖和起来，使体温暂时升高。

对于那些平日体温偏低或者血压偏低的人而言，有规律地吃早餐有助于从根本上改善症状，神清气爽地开启新的一天。

从心脏泵出的血液还会流向大脑，有助于提神醒脑，从一大早就开始精神饱满地工作，避免大脑启动失败，导致一上午都感觉浑浑噩噩、心不在焉。

从容地吃早餐，会让人一整天都镇定自若

吃早餐会让人有种从容不迫的感觉，这是我最想跟大家分享的吃早餐的好处。

早餐要吃得享受，需要在餐桌上待10～15分钟，而这短暂的时光，却是能够使我们深感从容不迫的高光时刻。

不吃早餐的话，血液循环也会变差，工作时大脑也会感觉浑浑噩噩，提不起精神。在这种状态下，自主神经平衡状态就会出现明显紊乱。此时想将自主神经恢复到正常状态也会十分困难，这一天都会在这种昏昏沉沉的状态下度过。

以这样的状态工作，不仅很难发挥正常的工作水平，还有可能在工作上犯错，甚至造成不可挽回的损失。

我自己就属于交感神经兴奋性过高的这类人，往往因为一

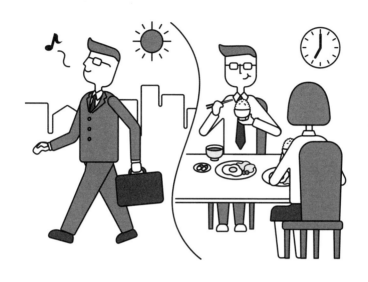

点小事就会变得烦躁不安。自从我有意识地通过吃早餐来维持这种从容不迫的状态之后，也就很少再大发雷霆了。

如此一来，不仅工作上表现更加出色，连人际关系也变得更加融洽，社交压力自然也就少了许多。从容不迫的状态促成了我现在干练的行事作风。如果不能从容不迫地行事，就无法散发这样的气场。

由此可见，吃早餐不仅能够补充营养物质和能量，还有助于改善自主神经状态，提高工作效率，在从容不迫的状态中孕育出强大的气场。

改善生活质量，早中晚三餐应按4∶2∶4[*]的比例均衡饮食

| 关键词 > 饮食生活

从改变饮食生活习惯开始

如果能合理搭配一日三餐，心情放松地享受美食，就可以帮助我们稳定自主神经的平衡状态。

这样不仅可以自然而然地保持最佳身材，而且可以摆脱那些不合理的节食计划，让身心重回健康巅峰，在关键时刻还能帮助我们发挥潜力，战胜困难。

就像职业运动选手通过平日训练来提高身体素质一样，我认为，在所有需要重新审视的日常生活习惯中，首先需要改变的就是饮食生活习惯。

要想改变某个人，最难改变的就是他的内在层面（内心、精神层面）。

如果有人对我说："你要想变成更坚强的人，就得先从改变你的脾气秉性开始。"相信不光是我，换作谁都觉得非常困难。

---

* 译注：此为日本标准，仅供参考。我国的三餐分配比例为 3∶4∶3。

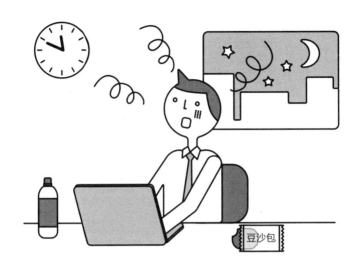

大部分人很可能会中途放弃，最后还会陷入自我厌恶、自我否定的情绪旋涡之中。

如此这般，别说提升日常生活表现，甚至还有可能因为精神压力过大而出现自主神经紊乱的症状。

但是如果从改变饮食生活习惯开始，要比我们想象中简单许多。

知识小贴士

30 岁以后要日常关注副交感神经状态

现代人感觉精神压力过大，往往是因为交感神经持续处于兴奋状态。30 岁以后，自主神经的平衡状态很容易就会瓦解，甚至急转直下，此时就要在日常生活中多多注意，想方设法提高副交感神经兴奋性。要记住，并不能通过多吃午餐来弥补不吃早餐这部分的损失。

与改变内在精神层面这种看不见摸不着的东西相比，如果我们能切实看到自己确实在一点一点发生改变，那么，今后在付诸行动时就不需要坚强的意志力。

早餐是主力，午餐是替补，晚餐要控制

要想没有压力地轻松享受每一餐，诀窍就在于如何规划用餐安排。也就是说对三餐的进餐量和用餐时间进行简单规划。

对于早中晚三餐而言，理想的食量比例是4：2：4。

如果无法适应这种比例的话，那么可以按照4：3：3或者3：3：4的比例提前规划好早中晚进餐量。如果晚餐时间超过9点的话，要尽量少吃一些，将早中晚进餐量控制在4：2：2的范围内。

如果早中晚三餐比例是理想的4：2：4，则早餐不仅要吃而且要尽量吃得好，而在午餐时则可以稍微控制一下进餐量，少吃一些。享用晚餐是每天的乐趣所在，给自己预留一些时间，细嚼慢咽地享受自己喜欢的食物，通过晚餐来舒缓一天的压力，状态满满地迎接第二天。

从进餐量上可以发现，早餐才是确保能够开启美好一天的关键所在。要想一整天都状态十足，就要从早餐开始吸收营养和能量。

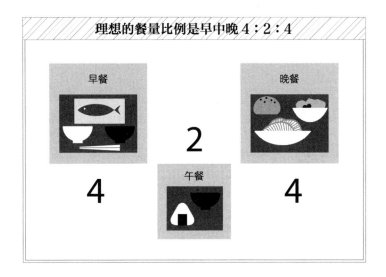

保持从容不迫的状态是确保自主神经稳定的基石

对于喜欢吃米饭这些碳水化合物的人而言，最好在早餐时间尽情地享用主食。虽然糖类物质摄入过多是导致肥胖的主要原因，但如果只是在早上稍微多吃一点的话，这部分主食完全可以被人体所代谢和吸收，对此不必过于担心。

当我们感觉慌乱时，还会对自主神经造成负面影响。因此，最好能够留出足够的时间来从容不迫地享受早餐，力争做时间的主人，而不是被时间追赶。

要记住"早餐是金"，维持良好状态要从吃好早餐开始。

肠内环境和精神状态有着密不可分的关系

| 关键词 > 瘀滞

肠内环境紊乱会导致精神状态不佳

自主神经系统控制着我们的心脏、肺脏、胃肠和肝脏等一系列脏器，具有调节血管收缩功能等生理作用。上述生理功能并不能依靠我们自身的意识来控制，也就是说，这些内脏器官都是在无意识的状态下支撑我们的生命活动的。

自主神经系统控制着人体的肠内环境。当自主神经系统呈现紊乱状态时，就会造成便秘、腹泻、食欲缺乏、皮肤干燥、手脚冰凉、感冒，甚至血压和心率升高等各种各样的生理问题。

自主神经紊乱，不仅会造成身体不适症状，还会引起情绪低落、没有干劲等心理和精神问题，这些问题实际上都与自主神经紊乱所引起的肠内环境紊乱有着密不可分的关系。

相对地，我在便秘门诊中接诊的不少患者都在肠内环境得到改善后惊奇地发现，不仅便秘和腹泻症状都得到了控制，连抑郁等精神症状都有所好转。

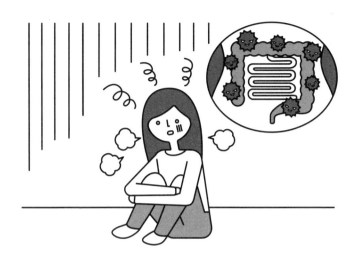

肠内环境持续恶化会影响血液循环

在肠内环境紊乱、有便秘症状的人群中，很多人都患有抑郁症等精神疾病。

这到底是为什么呢？

为什么肠内环境紊乱会引起抑郁症等精神疾病呢？

其中的原因之一，就是当肠内环境出现恶化时，会影响全身的血液循环系统。

知识小贴士

可以通过饮食调节来消解积攒已久的精神压力

很多人会借酒消愁或者通过熬夜唱歌和发泄运动等各种方式消解积攒已久的精神压力，然而，这些方法只是暂时性的，并非长久之计。殊不知，在日常生活中，通过摄取足量发酵食品或者富含膳食纤维的食物来改善肠内环境，才是解忧排压的良方。

人体从食物中吸收营养之后，是由血液承载着丰富的营养物质在全身循环系统中周而复始的，滋养着构成人体全身器官的37兆个细胞。

这些营养物质正是在肠道被人体所消化和吸收的。营养物质被布满肠道的血管吸收后，血管内的血液沿着循环系统先逐渐流向肝脏，再由肝脏流回心脏，通过心脏的搏动，再将这些富含营养物质的血液沿着血管走行逐级向全身细胞输送养料。

由此可见，吸收营养的关键就在于肠道，而对肠道的血液循环系统而言，最大的制约因素就是肠道蠕动。

当肠道蠕动减弱时，肠道就会瘀滞。

肠道瘀滞时，肠道的蠕动功能减弱，几乎处于静止状态。我们耳熟能详的"经济舱综合征"也是基于同样的原因：如果同一姿势静止太久，就会影响全身的血液循环系统，导致深静脉出现血栓。

同样地，如果肠道蠕动功能下降，则流经肠道的血液循环也会深受影响。

血液循环瘀滞会使全身细胞缺氧

当肠道蠕动减弱，出现便秘症状时，肠道内的致病菌还会因此而增多。

当肠道内充斥着致病菌时，流经肠道的血液中也会有很多坏死物质和有毒物质，当带着有害物质的血液向全身细胞供应

致病菌处于优势时会引起各种病症！

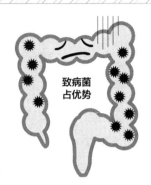

　　若大肠杆菌、产气荚膜杆菌等致病菌增多，除了会引起精神问题，还会导致皮肤干燥、痛经、便秘、过敏等问题。

致病菌占优势

营养时，就会使细胞出现"营养不良"的状况。

　　血液中的红细胞还有可能因此发生形变，导致红细胞无法正常运输氧气，使全身细胞陷入缺氧状态。

　　长此以往，细胞就会失去活力，这必然会对我们的身心造成不利影响，就连大脑也会因为缺氧而陷入消极的思维模式。

　　这就是那些长年深受便秘或腹泻困扰的人群容易出现精神问题的原因之一。

　　为了避免因为这种情况而出现的精神问题，就要及时补救，避免肠道出现瘀滞。在日常生活中，肠内环境有所改善，能够更好地帮助人体维持自主神经的平衡状态。

理想的进餐方式是先喝水，再吃蔬菜

│ **关键词** > **胃肠反射**

只要吃的方式对，食物就有助于调节自主神经

当交感神经过于兴奋时，不要着急，吃饭时尽量细嚼慢咽，适当延长进餐时间可以帮助我们稳定自主神经的平衡状态。此外，还有一个小秘诀就是"在餐前喝水"。晚餐前喝一杯清水，可以有效激活胃肠反射，在促进胃肠蠕动的同时促进副交感神经兴奋性，以此来抑制过于兴奋的交感神经，从而达到两者动态平衡的目的。

与不喝水直接吃饭相比，餐前喝水可以显著提高胃肠的消化和吸收效率。因为在餐前喝水可以快速提高副交感神经兴奋性，加速全身血液循环。换句话说，通过餐前喝水这样一个小小的改变，就可以将经常吃的食物快速转变成有利于调节自主神经的食物。

除了餐前喝水，食物的进食顺序也需要特别注意。尽可能先吃蔬菜。这是因为在吃蔬菜的时候，我们会比吃其他食物时咀嚼更多次，进食速度自然也会更慢一些。

理想的进食顺序是先从蔬菜开始，然后是肉类和鱼类。

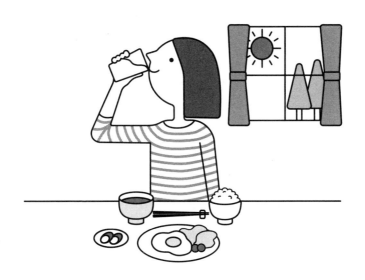

在吃米饭和面包等碳水化合物的时候也需要注意，尽可能不要狼吞虎咽，要一小口一小口慢慢地吃，多嚼几次后再咽下去。细嚼慢咽有助于兴奋副交感神经，抑制因为进食而引起的急性交感神经兴奋性。

知识小贴士

从蔬菜开始进食有助于抑制血糖的快速升高

从蔬菜开始进食还有其他的好处。相比其他食物而言，蔬菜的能量和糖分更低，有助于抑制血糖的快速升高。从蔬菜，特别是生菜开始进食，还可以预防代谢综合征和肥胖。

每天摄取足量的膳食纤维，糙米比精米更适合当主食

| **关键词** > 益生菌

益生菌对改善肠内环境非常重要

维持肠内环境稳定的关键在于稳定肠道内的细菌菌群和数量。

总体来说，如果益生菌处于优势地位，则排便会更加顺畅，人也会更加健康。此外，益生菌还可以抑制致病菌增殖，促进肠道运动，帮助消化吸收，对于体内维生素的合成也具有极其重要的意义。换句话说，如果肠道内的益生菌数量增加，则能明显改善人体的肠内环境。

当我们从食物中摄取足量的益生菌后，关键的一步就是在肠道内培养益生菌，而益生菌的饲料就是之前说过的膳食纤维。

红薯、蔬菜、水果、菌菇、藻类、豆类、谷物类食物均含有丰富的膳食纤维，而其中尤以可溶性膳食纤维对益生菌的培养效果最好。猕猴桃及木瓜等水果，海藻和海带等藻类，以及大麦都含有丰富的可溶性膳食纤维。

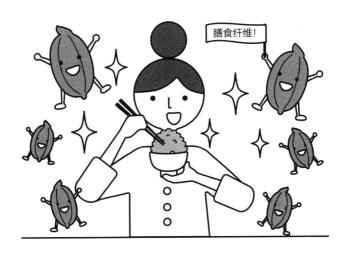

膳食纤维！

水果和蔬菜含有丰富的可溶性膳食纤维，这类物质就是我们平时说的"果胶"，它具有增加益生菌、减少致病菌的作用。苹果和猕猴桃含有丰富的果胶，除了单独吃，还可以把它们用榨汁机做成果汁饮用。

现代人的膳食纤维摄入量明显不足

适量摄入膳食纤维，有助于活化益生菌，改善肠内环境。此外，膳食纤维还有促进废物代谢和清除宿便的作用。膳食纤维可以有效刺激肠道，促进肠道蠕动，通过这种方式可以缓解便秘，将肠道"打扫得干干净净"。另外，这一过程还可以消除水肿，使人体变得更加健康有活力。膳食纤维还有抑制胆固醇及糖类吸收和抑制血糖升高的作用，可以有效预防生活习惯病。

由此可见，膳食纤维对人体有重要的作用。但是，现代人对于膳食纤维的摄入量却是严重不足的。

膳食纤维的每日摄入量男女标准不同*，男性应在20g以上，女性应在18g以上。2017年日本厚生劳动省对18～69岁人群的调查发现，日本民众的膳食纤维摄入量未达到标准。

这可能和现代人的饮食习惯有关。我们更倾向于食用精米和肉类食物，而较少选择富含膳食纤维的谷类、蔬菜及藻类食物。

黑色的的食物比白色的食物含有更多的膳食纤维

在日常饮食中，如果多选择那些富含膳食纤维的食物，就可以显著增加膳食纤维的有效摄入量。平时多选择沙拉佐餐，或者在熬汤时多放一些蔬菜，也可以轻松提高膳食纤维的摄入量。

可以试着用膳食纤维含量高的食物去替换以往经常选择的食材。例如，比起选择白色的食物，在这里更推荐大家选择黑色的食物。日常吃的用小麦粉制成的白色面包，就可以全部替

---

* 译注：中国营养学会推荐的膳食纤维每日摄入量是 25～35g。

比起白色的食物，选择黑色的食物吧

白色的食物	黑色的食物
○ 白糖	● 黑糖
○ 精米	● 糙米
○ 乌冬面	● 荞麦面
○ 面包	● 黑面包
○ 啤酒	● 黑啤
○ 绿茶	● 焙茶
○ 西式糕点	● 日式糕点
○ 热带水果	● 寒带水果

换为用全麦粉制成的黑色面包。选择这些黑色（棕色）的面包，就可以在满足日常喜好的同时增加膳食纤维的摄入量。还可以试着将平时吃的精米换成糙米。糙米中的膳食纤维是精米中的6倍，如果一日三餐（3碗饭）正常吃主食的话，就可以满足每日所需膳食纤维量的一半。

按照"去白存黑"的标准替换食物种类，可以有效增加膳食纤维的摄入量。

除此之外，还可以试着将咖啡或红茶替换成富含膳食纤维的可可饮料，或者将蔬菜和水果用搅拌机做成鲜榨果蔬汁，也可以起到不错的效果。

为了使自主神经达到平衡状态，每天要保证饮用1.5L水

| 关键词 > 水

每天有2L水在体内循环

水是维持生命活动所必需的物质。我们的人体大约有60%是由水组成的。我们每天通过饮食会摄入大约2L水，这些水经过人体的代谢，以呼吸、尿液、汗液的方式排出体外。

水不仅是人体的生命源泉，而且是维持自主神经状态的最佳饮品。

实验研究发现，每天主动多喝水的人，副交感神经兴奋性也会相对更高。这是因为饮水这一行为本身就可以改善人体的自主神经平衡状态。

当我们处于极度紧张或烦躁不安的状态时，很多人都有"喝口水冷静冷静"的生活体验。

通过喝水，可以适度刺激胃肠，提高副交感神经的兴奋性，继而达到改善自主神经平衡状态的目的。

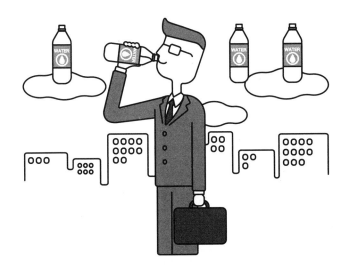

人体缺水会损伤血液循环系统

如果体内缺水，除了会打破自主神经的动态平衡，还会使我们的身心都疲惫不堪。

全身受缺水影响最大的就是血液循环系统。如果血管处于持续缺水的状态，即脱水状态时，血液黏稠度增加，就会加速血管老化。

知识小贴士

尝试各种品牌的矿泉水

便利店和超市里经常陈列着各种品牌的矿泉水。据说目前市面上有1000多种不同品牌的矿泉水。尽可能多地尝试一下，找到适合自己的矿泉水吧。

为了预防血液循环系统受衰老的影响而逐步老化，要在日常生活中注意摄取充足的水分。

经常听到有人说："没办法，实在太忙了，都没时间喝水，甚至连吃饭的时间都没有，全靠一口气硬撑。"殊不知，这样做会严重扰乱自主神经的状态，反而会引起注意力下降和精力不集中。

身体水肿的原因有时并不是饮水过多，而是水分不足

有些人会因为担心自己身体水肿或想变瘦而减少饮水量，殊不知这样做反而会起到相反的效果。

除了拳击选手因为需要参加比赛而必须依靠脱水来减轻体重，对于我们大多数人而言，身体出现所谓的水肿，并不是因为摄入水量过多，反而是因为摄入水量不足。

如果我们的身体持续处于脱水状态，细胞的生理功能也会受到影响，导致细胞内多余的水分无法顺利排出，此时细胞就会膨胀起来，身体出现水肿的症状。当身体水肿时，自主神经的平衡状态也会被打破，出现疲劳、心情低落、神志恍惚等不良状态。

因此，对于健康人群而言，越容易水肿的人就越应该多喝水。

每日饮水量需达到1.5L

每天记得多喝水，可以在早晨起床后喝一杯水，出门时包

在一天内一点一点地饮水

用餐前	先喝水再用餐的话，不容易暴饮暴食
工作中	将水杯放在手边，闲暇之余记得喝口水，还可以帮助我们整理工作思路
饮酒时	先喝水再饮酒，喝多少酒就喝多少水，这样不容易醉
洗澡后	洗澡的时候会大量出汗，洗完澡记得喝杯水来补充水分

里再放一瓶水。伏案工作时，桌上也常备一杯水吧。尽量避免大量饮用咖啡或茶类饮料。

饮水量尽量控制在1.5L左右。不要只在感觉口渴的时候才去喝水，闲暇之余记得先喝上一小口水。

常喝水也有助于提高我们的日常表现，让我们一起多喝水吧！

有意识地摄取富含膳食纤维的食物可以改善便秘症状

| 关键词 > 膳食纤维

便秘时要控制不可溶性膳食纤维的摄入量

提到便秘，就不得不提到膳食纤维。

人体在代谢后会产生各种各样的废物，它们和食物残渣混杂在一起，储存在肠道里。膳食纤维作为组成粪便的主要成分，在这里起到了"肠道清洁工"的作用。

人体消化酶难以消化的这部分营养物质被统称为"膳食纤维"，大致可分为不可溶性膳食纤维和可溶性膳食纤维两种。

不可溶性膳食纤维的特征是当它吸收肠道内的水分后体积会发生膨胀，以此来增加粪便体积，促进肠道蠕动。

因此，如果在便秘时又摄入了大量的不可溶性膳食纤维，那么反而会因为腹胀排不出粪便而更加痛苦。

这是因为在不可溶性膳食纤维的刺激下，肠道蠕动会更加频繁，粪便中的水分被肠道过度吸收，就会使粪便变得更加干燥，难以排出体外。

富含不可溶性膳食纤维的食物包括香蕉、牛蒡、魔芋、秋葵、毛豆、竹笋及根茎类蔬菜。在便秘时要注意避免过多摄入以上这些食物。

可溶性膳食纤维可以让粪便变得更加柔软

另一方面，可溶性膳食纤维在遇水后会变成胶冻状，使粪便的含水量增加，从而使粪便变得柔软，方便被排出体外。在便秘的时候，可以多吃一些富含可溶性膳食纤维的食物，对缓解便秘很有效果。

富含可溶性膳食纤维的食物包括藻类、菌菇类，以及土豆、山药和红薯等食物。此外，小麦、麦芽和全麦面包也含有大量可溶性膳食纤维。

虽说如此，倒也没有必要将可溶性膳食纤维和不可溶性膳食纤维分得那么清楚。

虽然在便秘肠道蠕动缓慢的情况下，不可溶性膳食纤维会因为大量吸收水分而引起腹胀感，但在正常状态下，不可溶性膳食纤维可以诱发肠道蠕动，帮助我们顺利排便。

知识小贴士

慢性便秘患者摄取不可溶性膳食纤维与可溶性膳食纤维的比例应为 2 : 8

深受慢性便秘困扰的人群，应当按照 2 : 8 的比例摄取不可溶性膳食纤维和可溶性膳食纤维。排便量少、感觉排便不畅的人，应该多摄入一些不可溶性膳食纤维，而常感胃部不适的人则应该多摄入一些可溶性膳食纤维。

因此，为了我们的肠道健康，这两种膳食纤维缺一不可。

在水果中，猕猴桃、苹果和柑橘等水果都富含这两种膳食纤维，而大部分的蔬菜和藻类食物也都同时含有这两种膳食纤维。在选择食物时，应尽可能地均衡摄入藻类、蔬菜、水果和菌菇类食物。

无论身处哪个年代，日本人每天的膳食纤维摄取量都远远不足，希望大家能够有意识地均衡摄取这两种膳食纤维。

巧妙增加膳食纤维的摄取量

在纳豆中加入裙带菜或海蕴，在味噌汤里加入海带，或者在酸奶中加入猕猴桃，等等，在日常饮食中巧妙添加膳食纤维，可以帮助我们在改善肠内环境的同时，给肠道"洗澡"。

在便利店也能买到各种各样的由西梅、木瓜、杏、枣、无花果和芒果等制成的果干。这些果干含有丰富的膳食纤维，是助力肠道健康的好伙伴。

在酸奶中加入果干，可以简单、有效地改善肠内环境，是早餐的不错选择。

富含膳食纤维的食物（可食用部分 100g 左右）

黄豆

可溶性	1.9g
不可溶性	15.0g
总量	16.9g

麦片

可溶性	6.0g
不可溶性	3.6g
总量	9.6g

牛蒡（水煮）

可溶性	2.7g
不可溶性	3.4g
总量	6.1g

红薯（生）

可溶性	0.6g
不可溶性	1.6g
总量	2.2g

金针菇（生）

可溶性	0.4g
不可溶性	3.5g
总量	3.9g

干萝卜丝

可溶性	5.2g
不可溶性	16.1g
总量	21.3g

杏仁（风干）

可溶性	0.8g
不可溶性	9.3g
总量	10.1g

鳄梨（生）

可溶性	1.7g
不可溶性	3.6g
总量	5.3g

通过摄入含有黏液的食物来获取可溶性膳食纤维，可以改善腹胀

| **关键词** > 可溶性膳食纤维

缺乏可溶性膳食纤维的后果很严重

之前说过，膳食纤维可以分为可溶性膳食纤维和不可溶性膳食纤维。

可溶性膳食纤维可溶于水，而不可溶性膳食纤维吸收水分后体积会膨胀。

没有必要刻意区分哪种食物含有哪种膳食纤维，只要身体没有负担就可以继续以往的饮食习惯。如果感到腹胀、肠道积气、肚子不舒服，再考虑是否需要改变一下饮食习惯，重新调整这两种膳食纤维的摄入比例。

富含膳食纤维的食物虽然都含有这两种膳食纤维，但大部分食物中的不可溶性膳食纤维含量更多，而可溶性膳食纤维含量较少。

黏性食物有整顿肠道的作用

在腹胀难受、感觉肠道积气的时候，就要多摄入一些可溶

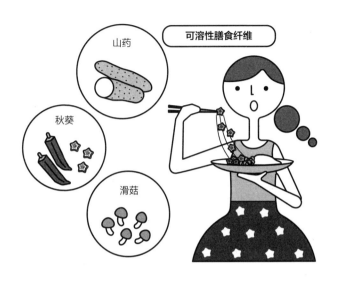

性膳食纤维。摄入过多不可溶性膳食纤维会大量吸收大便中的水分，使粪便变得更加干燥，反而加重腹胀症状。这个时候就应该多摄入一些富含可溶性膳食纤维的食物来软化粪便。

在富含可溶性膳食纤维的食物中，有一类食物在进食后能立刻发挥功效。这类效果立竿见影的食物就是黏性食物，具有代表性的黏性食物包括纳豆、秋葵、

知识小贴士

膳食纤维在肠道内可以合成减肥药

如果能摄入足够的膳食纤维，这些膳食纤维就会在肠道内合成短链脂肪酸。这些短链脂肪酸是天然的减肥药，不仅具有促进脂肪燃烧的作用，还可以使肠道维持适宜的酸性环境，在抑制致病菌增殖的同时形成"使人更加健康、不易肥胖"的肠内环境。

滑菇、裙带菜根和山药等。

这些黏性物质其实是可溶性膳食纤维和蛋白质结合的产物。它们与胃肠黏膜表面的黏液成分类似，也具有整顿肠道的作用，还有助于保护胃肠黏膜。黏性物质含有能够分解和消化蛋白质的水解酶，可以促进消化和吸收，有效预防便秘症状。这些黏性物质还有抑制血糖上升、阻止人体吸收胆固醇的作用。此外，这些黏性物质的锁水保湿效果拔群，具有一定的美容功效。

由此可见，黏性食物对于保持身体健康十分有益，应该在日常饮食中尽量多吃。

推荐富含可溶性膳食纤维的食物

在这里向大家介绍一些富含可溶性膳食纤维的食物。

- 秋葵——与生吃相比，黏液成分在煮熟后吃吸收率更高。

- 滑菇——不经过清洗直接烹饪可以摄入更多的黏液成分。

- 四季豆——可溶性膳食纤维含量最多的豆类食物。

- 胡萝卜——可溶性膳食纤维含量较多的蔬菜，可以捣成泥吃。

- 荞麦面——可溶性膳食纤维含量较多的主食，干燥和新鲜面条中的膳食纤维含量一样多。

- 白萝卜——可溶性膳食纤维和不可溶性膳食纤维含量十分均衡的食物，可以煮熟或捣成泥吃。

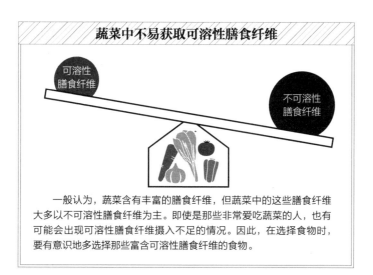

蔬菜中不易获取可溶性膳食纤维

可溶性膳食纤维

不可溶性膳食纤维

一般认为，蔬菜含有丰富的膳食纤维，但蔬菜中的这些膳食纤维大多以不可溶性膳食纤维为主。即使是那些非常爱吃蔬菜的人，也有可能会出现可溶性膳食纤维摄入不足的情况。因此，在选择食物时，要有意识地多选择那些富含可溶性膳食纤维的食物。

- 牛蒡——可溶性膳食纤维和不可溶性膳食纤维含量都很丰富，低聚糖含量也很多，是益生菌的优质"培养基"。
- 鳄梨——膳食纤维含量丰富，可溶性和不可溶性膳食纤维含量比例均衡，富含不饱和脂肪酸，润滑肠道，利于排便。

从这些食物中选择两三个种类混合在一起进行烹饪，可以轻松地补充可溶性膳食纤维。将这些食材加到味噌汤、浓汤等汤类食物中，营养更易吸收。在家中应该常备这些黏性食物。

为了增加肠道菌群种类，在选择发酵食品的时候，除了自己经常选择的一种，应该再搭配其他各类

關鍵詞 〉 发酵食品

肠道菌群的种类

我们的肠道内存有1000多种细菌。肠道内的这些细菌簇拥着生长在一起，所以它们又被称为"肠道菌群"。

构成肠道菌群的细菌又可以进一步分为益生菌、致病菌和机会菌。

益生菌是指以双歧杆菌和乳酸菌为代表的有益于身体的肠内细菌。它们可以帮助人体进行消化和吸收，还能提高人体的免疫力。

致病菌是指以葡萄球菌和产气荚膜杆菌为代表的有害于身体的肠内细菌。致病菌会让我们放臭屁，还会生成各种致癌物质，引起肠道炎症等问题。

机会菌是指根据人体状态，时而有害、时而无害（亦敌亦友）的细菌。机会菌会伺机而动，加入益生菌或致病菌中更占优势的一方。

如果因为精神压力过大、暴饮暴食或睡眠不足等问题导致肠道状态恶化，机会菌就会转变成致病菌，对人体造成不利影响。

发酵食品帮助益生菌获得优势地位

机会菌占整个肠道菌群数量的七成左右。相对致病菌而言，如果益生菌数量处于优势地位，意味着得到了机会菌的加持，就可以有效改善肠内环境。

要想让益生菌处于优势地位，就要在平日里注意缓解蓄积的精神压力，保证作息规律，保持营养均衡。

如果想从食物中补充细菌来整顿肠内环境，简单的办法是吃发酵食品。

发酵食品是指经过微生物分解发酵制成的食物，食物中的蛋白质和淀粉等营养物质在微生物的作用下，进一步被分解，更利于人体的消化和吸收。

实际上发酵和腐败是同样的作用机制，只不过我们将变得更加美味且对人体有益的一方称为"发酵"，反之

知识小贴士

酒和下酒菜是简单的发酵食品

日本酒、葡萄酒和烧酒等是发酵食品。下酒菜中的意式香肠、凤尾鱼、生腌、西式腌菜、干笋和德式酸菜等也是发酵食品。虽然过度饮酒和过量摄取盐分不利于身体健康，但在酒席上如果不知道吃什么，不如在上述这些发酵食品里多选择几种。

则称为"腐败"。随着发酵过程的不断进展，蛋白质被逐渐分解为氨基酸，而淀粉则被分解成各种糖类。如此一来，食物有了全新的口味，而且变得更加营养。

日常生活中常见的酸奶、味噌、酱油、话梅、纳豆、奶酪、糠渍、泡菜和鱼露等都是发酵食品。

乳酸菌、米曲菌、纳豆菌和酵母菌等各种微生物，都是与发酵有关的益生菌。这些细菌拥有不同的特点和各自对应的发酵食品，但都对肠内环境发挥着举足轻重的作用。

在摄入发酵食品时，食物中的益生菌会帮助肠道益生菌占领主导地位，以此来抑制致病菌的增殖。

选择两种适合自己的发酵食品

因为年龄和生活环境不同，肠道菌群也是千差万别的。经常选择自己喜欢的某一样发酵食品，会让肠道菌群过于单一。为了尽可能增加肠道菌群的多样性，进一步改善肠道菌群的平衡状态，在这里建议大家尽可能地选择不同种类的发酵食品。

试着多尝尝不同种类的发酵食品，找到适合自己的、自己也爱吃的几款，每天坚持多吃一点，可以有效改善肠内环境。

肠道菌群的多样性增加，还有助于提高人体的免疫力。

常见的可改善肠内环境的发酵食品

纳豆
含有多种机会菌,膳食纤维、矿物质和维生素的含量也很丰富,是最有益于肠道的发酵食品!

味噌
含有乳酸菌和米曲菌,具有抑制活性氧的作用,最适合搭配日常饮食。

腌菜
富含双歧杆菌和乳酸菌等有益于肠道的细菌,是自古以来养护肠道的佳品。

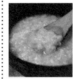

盐曲
富含乳酸菌,可以有效改善肠内环境。借助消化酶的力量,不仅有益于健康,而且具有美容的功效!

醋
碱性环境更适宜致病菌的繁殖,醋可以使肠道保持酸性环境,进而抑制致病菌的增殖,还可以让益生菌更好地发挥效果。

酸奶
不仅含有益生菌,而且可以成为肠道菌群的养料。不同种类的酸奶其细菌种类也大不相同。

奶酪
是乳酸菌的高浓度结晶! 天然奶酪的效果更好。

泡菜
含有大量的乳酸菌,有利于维持肠道的酸性环境。富含膳食纤维,有助于缓解便秘。

找到适合自己体质的酸奶，每天饮用200g

| 关键词 > 肠内细菌

我们的肠道内居住着重达1.5kg的细菌

每天在我们的身边充斥着各种关于"如何保持健康"的话题，想要一一去尝试恐怕不太可能，还会莫名增加我们的精神压力。要想整顿肠内环境，并且保留轻松愉快的饮食习惯，就要有意识地多吃发酵食品和膳食纤维。

人体肠道内居住着1.5kg的细菌。帮助消化和吸收、有利于提高免疫力的细菌被称为"益生菌"，而会产生毒素、导致病原体增殖、引发肠道炎症的细菌则被称为"致病菌"。改善肠内环境的重点就在于增加益生菌数量，减少致病菌数量。

虽然我们的目的是减少致病菌的数量，但是并不能做到将致病菌赶尽杀绝。不管肠内环境多么理想，益生菌和致病菌的比例依旧维持在2∶1（二者共占细菌总量的三成），另外七成则为根据肠内环境向二者进行转化的机会菌。不规律的饮食习惯、精神压力过大、睡眠不足、暴饮暴食和吸烟等不良生活方式，都会诱导机会菌转化为致病菌，进而使肠内环境急转直

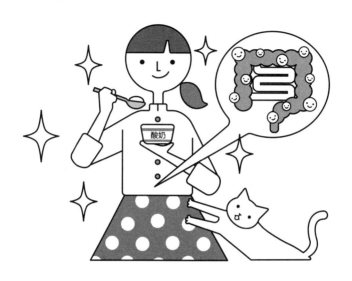

下。这不仅会导致便秘或腹泻，还会影响人体的消化和吸收功能。

在这种不良因素的影响下，我们的身体就会出现各种不适症状。我们的血液可能会被污染。肠道内未能及时排出体外的食物残渣和毒素会被人体吸收，经由门静脉流向肝脏，再由肝脏流向心脏，经过心脏的搏动流向

知识小贴士

蜂蜜中的低聚糖是益生菌的好养料

不喜欢喝酸奶的人，可以选择奶酪、纳豆或味噌汤等其他种类的发酵食品，享受美味更重要。蜂蜜中的低聚糖也是益生菌喜欢的养料，是改善肠内环境的好帮手。

全身，并且对全身细胞产生不良影响。这不仅会导致人体容易发胖，而且会引起皮肤干燥、头发分叉、衰老，甚至出现全身乏力、容易疲劳等健康问题。

最好摄入乳酸菌和双歧杆菌的活菌

肠内环境恶化会显著影响自主神经的平衡状态。受慢性便秘和腹泻困扰的人群，还会因此导致抗压能力下降、注意力下降，诱发各种情绪问题。

为了使致病菌减少，机会菌转化为益生菌，发酵食品和膳食纤维就是我们的得力助手。要想迅速增加益生菌的数量，最佳方法是摄入在肠道内能够转化为益生菌的乳酸菌和双歧杆菌的活菌。早餐时多喝一杯添加活菌的酸奶，让这些发酵类乳制品助力我们的健康生活。

根据个人肠内环境的不同，早餐选择的酸奶种类也因人而异。市面上有各种各样的酸奶，推荐大家多多尝试不同类型的酸奶，找到适合自己、自己也喜欢喝的酸奶。

腹胀是提醒我们亟须改善肠内环境

如何判断哪种酸奶是适合自己的呢？如果能在2周到1个月内，每天坚持喝某品牌的酸奶100g，粪便的性状变成健康的香蕉状，皮肤焕然一新，身体不容易感觉疲劳，就连睡眠质量也有所提高，那么这个品牌的酸奶就是适合你的。

成为益生菌养料的乳酸菌和双歧杆菌

　　喝酸奶可以轻松摄取足量的乳酸菌和双歧杆菌，当这些细菌死亡后又可以成为其他益生菌的养料。选择酸奶的时候，除了选择那些广告里标榜的"可以将某某活菌送达肠道"的酸奶，其实没有做广告的普通酸奶也可以达到同样的效果。

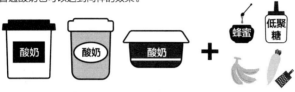

　　添加了各种活菌的酸奶是否适合我们的身体呢？就让我们以 2 周到 1 个月为期限，尽量尝试各种类型的酸奶吧！

　　另外，如果喝酸奶的时候出现腹胀，不必过于担心，这是肠内环境正在转变的信号。这一症状会在三四天内逐渐缓解。如果过了三四天症状依然存在，那么这款酸奶就不适合你，可以继续去尝试别的酸奶。

吃早餐时顺便喝一大勺亚麻籽油，有助于调整肠内环境

关键词 > 油酸

一大勺食用油所带来的热量不会使人发胖，反而会促进肠道蠕动

大家会不会对食用油有这样的印象，认为它含有非常高的热量，容易使人发胖。实际上，优质食用油对于改善肠内环境、调整自主神经的稳定状态十分重要。不仅如此，食用油中的油脂还有顺滑肠道、促进排便的作用。因此，在这里推荐大家多摄取一些优质食用油。

大家在选择食物时，可以多选择如橄榄油和亚麻籽油等富含油酸的食物。这类不易被氧化的食物含有丰富的多酚等抗氧化物质，可以有效减少人体对坏胆固醇的吸收，同时还具有预防细胞老化的作用。这类食物还具有润滑肠道和预防便秘的作用，不仅可以有效抑制肠内炎症反应，增加益生菌数量，还可以促进血液循环，起到调整肠内环境的作用。

最方便的食用方法就是早晨起床后喝一勺优质食用油，当然也可以和沙拉拌在一起吃。虽然橄榄油和亚麻籽油都含有不

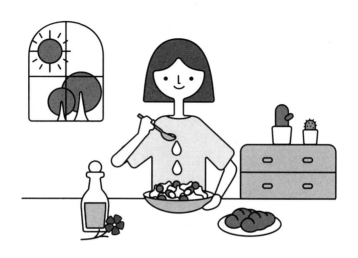

少热量，但因为晨起时人体处于高代谢状态，所以一勺食用油几乎不会为人体带来负面作用。晨起喝一勺食用油可以促进肠道蠕动，预防便秘，还可以积极改善肠内环境，不容易使人发胖。由此可见，优质食用油是维系人体健康的上好"润滑剂"。

知识小贴士

已经被氧化的油脂和反式脂肪酸会对肠内环境产生不良影响

在选择食物的时候，要尽量避免选择那些含有已经被氧化的油脂和反式脂肪酸的食物。长期接触空气或经过高温加热而被氧化的油脂，会在人体内产生过氧化脂质，增加人体对坏胆固醇的吸收，使肠内环境恶化，并对自主神经产生不良影响。

预防代谢综合征，比起减少肉类的摄入，更应减少碳水化合物的摄入

---|关键词 > 细胞结构 ---

碳水化合物和蛋白质都是人体的能量来源

对于人体而言，最佳的能量来源还是肉类和米饭，这两类食物能为人体充能。虽然人们常说吃火腿和香肠对身体不好，但关键时刻需要吃肉来保存体力。不吃米饭也会让人觉得这一餐没有吃饱，没有力气继续接下来的工作。

我就有这种亲身体会。当我在夏天去夏威夷的时候，或者打高尔夫球感觉累了的时候，只要吃了由香肠和米饭做成的午餐肉饭团，就会立刻感觉充满力量。

肉类和米饭对于人体而言都是不可替代的能量之源。如果不吃碳水化合物，就会发生能量缺乏、无法顺利合成细胞的情况。

但是，如果过量摄入碳水化合物，则会导致糖类摄入过剩，也会诱发身体出现各种各样的问题。对于需要警惕代谢综合征和肥胖症的人群而言，比起减少肉类食物的摄入量，更应该注意减少碳水化合物的摄入量。

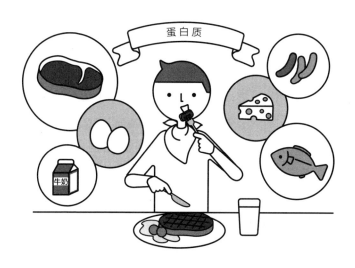

动物类食物中的优质蛋白质对人体非常重要

蛋白质是合成细胞时重要的营养物质来源。肉类含有丰富的优质蛋白质。如果蛋白质摄入不足，就有可能引起全身血液循环恶化，成为体寒体质。

想要减重，相比少吃肉，更应该减少碳水化合物的摄入量。如果无论如何都

知识小贴士

摄入抗氧化物质可以有效防止脂肪在血液中被氧化

注意，肉类和鱼类等动物类食物中的脂肪，如果在血液中被氧化，就会使血液变得黏稠，继而导致全身细胞老化、肠内环境恶化等不良后果。因此，在摄入动物类蛋白质时，还要积极摄入富含抗氧化物质的食物，能有效防止油脂被氧化。

想吃碳水化合物，则要注意用餐顺序。最佳用餐顺序是先吃蔬菜，然后吃肉类等蛋白质，最后才是碳水化合物。按照这个顺序用餐，有助于抑制餐后胰岛素的分泌，使人体不容易肥胖。

蛋白质可以让人由内而外地焕发光彩，让我们的身心都处于最佳状态，同时它还是合成自主神经细胞的重要原料。为了更高效地摄入优质蛋白质，我们应该更积极地在三餐中加入肉类、鱼类和蛋类等食物。

相比植物类蛋白质，动物类蛋白质更重要

诚然，大豆和小麦这类食物中的植物类蛋白质同样有益于身体健康，但无论从必需氨基酸的含量和种类而言，还是从作为合成自主神经细胞的原料而言，我都推荐更积极地摄入动物类蛋白质。

通过对健康长寿的老年人进行调查发现，他们当中大多数人都非常喜欢吃肉和鱼。这些都可以作为进食动物类优质蛋白质可以提高自主神经功能的佐证。

如果担心摄入肉类过多会对人体造成负担，我们可以去便利店和超市挑选各种富含抗氧化成分的蔬菜和水果，以此来中和肉类食物中的过量脂肪。便利店里摆放的食物越来越丰富，从冷冻的蓝莓、香蕉、小土豆，到蔬菜沙拉和包装好的各类蔬菜。在进食肉类时搭配这些食物，有助于肉类中的蛋白质更有效地发挥作用。

肉类是优质蛋白质的来源

　　成年人推荐每日蛋白质摄入量为 60~70g。若换算成食物的话，就是 3L 牛奶、10 个鸡蛋、2.75kg 面包或 1L 大米。但是如果换算成肉类，只需要 2 块（约 510g）牛排即可满足每日所需。肉类和鱼类等动物类食物含有人体不可或缺的必需氨基酸，是人体理想的优质蛋白质来源。肉类在烹饪过程中的营养损失也相对较少，更利于人体摄入足量的优质蛋白质。

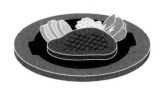

肠内环境恶化会影响肠道的消化、吸收功能，使人更容易肥胖

| 关键词 > 内脏脂肪

不干净的血液会削弱人体对脂肪的代谢能力

我们经常会听到有人抱怨："明明我没吃那么多，怎么还得了代谢综合征？"通常来说，受到这个问题困扰的人群，他们的肠内环境大多会稍微差一些。

如果肠内环境变差，那么胃肠的消化、吸收功能也会受影响；甚至在某些情况下，代谢不了又对人体有害的物质还会留在肠道里被吸收。我们的代谢水平也会因此而降低。

这就是为什么对于某些人而言，明明没有吃那么多，却患上了代谢综合征，进而出现了肥胖。

如果肠内环境恶化，肠内容物无法被完全代谢，而使肠道变得不干净，这部分毒素就会被肠道吸收，使得经由肠道流向肝脏的血液变得不干净。

这里所说的"不干净"，是指血液中并非运输着运向全身的营养物质，而是充斥着各种腐败物质、代谢废物和有毒物质，血液变得浑浊而黏稠。

健康的血液和黏稠浑浊的血液究竟有哪些不同?

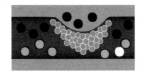

健康	黏稠、浑浊

好胆固醇

中性脂肪　坏胆固醇

● 中性脂肪不多,清清爽爽

● 好胆固醇和坏胆固醇保持平衡

● 中性脂肪过多,变得黏稠

● 坏胆固醇增多,好胆固醇减少

这些不干净的血液会从肝脏流向心脏,继而随心脏搏动再输送至全身各处。长此以往,人体对脂肪的代谢能力被削弱,使这些过剩的营养物质变成内脏脂肪,而被人体储存下来。

即使摄取相同热量的食物,对那些肠内环境较好的人而言不会有太大的影响,他们依旧可以维持良好的身

知识小贴士

绝食或吃得少虽然可以让体重暂时下降,但是会变成易胖体质

依靠绝食或少吃饭来减肥,虽然可以使体重暂时下降,但内脏脂肪这类体内多余的脂肪量并没有减少。另外,绝食会导致肠道蠕动减弱,影响自主神经的平衡状态,反而会让我们变成易胖体质。

材；而对于那些肠内环境较差的人而言，这些能量很容易转变成内脏脂肪，人更易发胖。

消化、吸收功能减弱会导致人体营养不足

若肠内环境恶化引起消化、吸收功能减弱，虽然内脏脂肪在不断增加，但人体内的37兆个细胞却在"饿肚子"。这使得我们明明吃得很多，但身体还是出现了营养不良的状态。在此影响下，人体会加速衰老，变得容易疲劳，新陈代谢也会越来越差。

如前所述，肠内环境变差的话，还会影响自主神经的平衡状态，不仅身体健康会受影响，在精神上还会变得郁郁寡欢、烦躁易怒，注意力也难以集中。

如果肠内环境不能得到改善，身心疲惫状态也就很难被纠正，想要保持健康体态和通过调节饮食来达到减肥目的就更无从谈起了。

如果肠内环境能够得到改善，干净的血液又会重新携带足够的营养物质输送给全身各个细胞，代谢水平有所提高。这些营养物质还能更高效地转化为能量来被人体消耗，不会变成多余的脂肪积存在人体内。

改善肠内环境有助于成功减肥

在来看便秘的我的众多患者中，仅仅通过改善肠内环境就

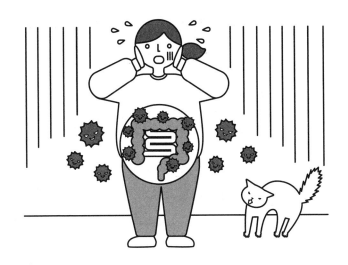

成功减肥 5~10kg 的患者不在少数。

　　导致肥胖的主要原因是饮食过量和运动不足。但是，对于那些饭量不是很大，随着年龄的增长越来越胖，腰围、腹围不断增加的人群而言，改善肠内环境是最适合他们的"减肥药"。

　　本书介绍的各种有益于自主神经平衡状态的饮食习惯也许会为您提供不少帮助。

不会饭后犯困的秘诀就在于调整午餐的用餐方式

| 关键词 > 睡意

午餐后犯困是因为用餐引起副交感神经兴奋性升高

午餐是提高自主神经平衡状态的加油站，但如果午餐吃得太多，就会让胃肠的负担过重，进而使人陷入疲劳状态。这是因为食物对胃肠的过度刺激引起了副交感神经的极度兴奋，打破了自主神经的平衡状态，所以人变得越来越困。我在午餐之后有时也会安排会议等需要脑力劳动的事情，经常也会因为困意连连而引起不少麻烦。如果学术会议安排在下午，有些参会的人坐着就睡着了。

我现在无论在午餐后参加多么无聊的会议都不会睡着，甚至还有熟识的博士问我："怎样做才能像您一样不犯困呢？"

那么我是如何做到这一点的呢？秘诀就在于调整午餐的用餐方式。午餐之后，副交感神经极度兴奋，会让我们感觉睡意来袭，脑袋晕晕沉沉的，乏力又提不起精神。

当我们进食时，一方面，由于胃肠蠕动逐渐变得活跃，血

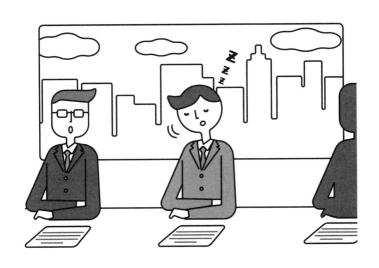

液大量向胃肠集中，供应大脑的血液就相对变少；另一方面，当胃肠蠕动时，副交感神经迅速转变为兴奋状态，也会使人感觉更加放松。在这两个因素的作用之下，人体彻底处于放松状态，自然会全身心地陷入睡意。

吃午餐时，如果稍微

知识小贴士

饭吃得太多，会导致脑供血不足

午餐要控制在六分饱到八分饱，才能起到抗疲劳的作用。如果吃得太多，消化和吸收活动就会占用大量的血液，导致脑供血不足，变得容易发呆，难以集中注意力。

用心控制一下副交感神经陡然上升的兴奋性，就可以显著抑制餐后产生的睡意和倦怠感。在这里有两个让人午餐后不犯困的小窍门分享给大家。第一个窍门是在吃饭之前先喝一两杯清水；第二个窍门是细嚼慢咽，吃到六到八分饱。这两个小窍门可以让我们既享受午餐，又不用担心饭后会犯困。

通过阻碍自主神经的快速转换来稳定身心状态

如果没有按照以上两个小窍门来进餐，而是风卷残云般大快朵颐，等消化器官开始工作的时候，身体就会被困意击倒，再也没有刚才吃饭时的兴奋劲儿了。

这两个看似普通的小窍门为什么会有如此神奇的效果呢？这是因为自主神经在进餐前后会有一个交感神经向副交感神经倾斜的过程。当我们持续吃东西时，由于咀嚼的动作，再加上因好吃而开心等精神因素，身心会共同巩固交感神经的优势地位。在进餐之后，食物对胃肠持续刺激，副交感神经处于优势地位。这种快速转换的过程造成我们在午餐后出现了倦怠感。

也就是说，在进餐时，我们身体的"油门"处于踩到底的状态，几乎没有人在吃午餐时就睡意绵绵，都是在吃完饭后才犯困的。

为了阻止这种快速转换，保持身心持续处于良好的状态，可以尝试一下上面介绍的两个小窍门，也许会有意想不到的效果。

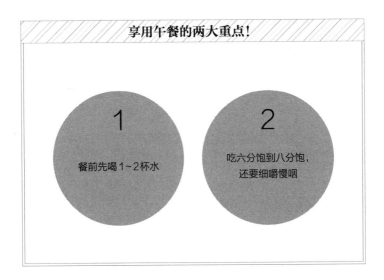

为了预防无意识的暴饮暴食，午餐要吃得少，还要适当减少碳水化合物的摄入量

关键词 > 碳水化合物

午餐要吃得少，还要细嚼慢咽

虽然米面等主食吃起来确实会让人感到快乐，但在这里并不推荐过多地摄取碳水化合物来为身体充能。以我的经验来看，如果早中晚三餐都摄入大量的碳水化合物，那么会很难控制体重。

三餐之中只要有一餐包含大量碳水化合物即可，但最好不要选择午餐，因为担心会对午餐后的工作产生影响。

如果在原本就餐时间就比较紧张的午餐时摄入大量碳水化合物，会因为着急吃饭而使交感神经变得极度兴奋，饭后又因为吃得太快、太多，突然转变为副交感神经处于过度兴奋的状态。自主神经急速交替，就会使人陷入困倦状态，无法正常进行下午的工作。

理想情况下，可以在早餐时多吃一些主食，补充一天的碳水化合物；而在午餐时不仅主食要吃得少，而且整个吃饭过程最好能够细嚼慢咽，这样才有利于肠道蠕动，也能够帮助身体

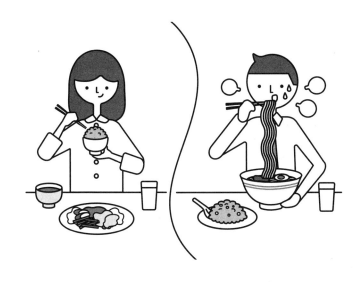

顺利地完成自主神经交替。

提前将饭菜分出去一半

我本人非常喜欢吃咖喱饭、炸猪排饭、荞麦面、乌冬面和拉面等食物。如果午餐时实在忍受不了碳水化合物的诱惑，也不必勉强自己。在这里还有一些注意事项，希望可以帮助你顺利地调整状态。例如，在吃荞

知识小贴士

没有食欲的时候，不要强迫自己进餐

虽然前面说到"以早中晚三餐为佳"，但是会有因为身体欠佳或焦虑抑郁等无论如何都不想吃午餐的情况出现，这个时候就不要勉强自己吃午餐了。因为强迫自己用餐，对自主神经的危害更大。

麦面和乌冬面的时候，尽量将面食减半，最好不要喝面汤；在吃咖喱饭的时候，最好能在动筷子前先将咖喱和米饭分出去一半，如果吃饱了就不再吃分出去的那部分。

我在医院的食堂点餐时，每次都会先将米饭提前对半分好，然后一半一半地吃。现在食堂的工作人员只要看到我点餐，都会提前将米饭分好再递给我。

在用餐之前将饭菜对半分，美食当前，这样做看似需要很强的意志力，实则不然。实际上想大口吃饭的这种欲望，在吃过一两口之后就会得到满足，接着都是靠"要把饭吃完"这样的意愿在进餐了。

通过一开始就将饭菜对半分的举动，既能避免饿肚子，又能稳定自主神经的平衡状态、调节身心。这样做并不需要强大的意志力，却可以让我们在享受美食的同时，避免自己在无意识的情况下暴饮暴食。

享受午餐，不要勉强自己。吃午餐是为了缓解压力，而不是蓄积压力。

完全不吃午餐的话，到了晚餐时血糖会急速飙升

午餐吃得再少也没问题，但完全不吃午餐却要出大问题。

我虽然午餐吃得少，但多少还是会吃一些的，像纳豆卷或速食肉汤一类方便又好吃的食品都是我会在便利店购买的。这类食品既不会影响我下午的状态，又可以帮助我很好地控制体重。

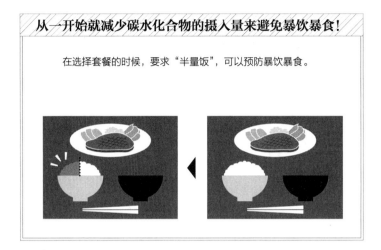

为什么不吃午餐就要出大问题呢？因为不吃午餐而直接吃晚餐的话，血糖会急速飙升，晚餐摄入的热量不仅不会作为能量被代谢，反而会转化为脂肪被身体储存起来，人自然会越来越胖。

为了让肠道在白天始终保持运动状态，可以在加餐时多吃一些水果干

| 关键词 > 零食

进食含有膳食纤维、矿物质的营养物质可以增强人体免疫力

在疲倦的时候，确实会想吃一些甜食。适时地加餐有助于调整肠内环境。吃零食不仅可以促进胃肠等消化器官的生理活动，而且可以提高副交感神经的兴奋性。

那么到底应该选择哪些零食呢？在此我向大家特别推荐水果干。水果干在干燥的过程中，甜味会被浓缩，对于那些无法戒掉甜食的人来说也是十分不错的选择。

水果干含有丰富的膳食纤维，包括有利于预防大便干燥的可溶性膳食纤维和促进肠道蠕动的不可溶性膳食纤维，两者共同努力，有助于缓解便秘症状。水果干还含有丰富的维生素和矿物质，它们都是维持身体健康必不可少的营养物质，还有增强免疫力的功效。

近年来，随着制作工艺技术的不断提高，市面上可以买到各种各样的水果干制品。西梅干、木瓜干、杏干、枣干、无

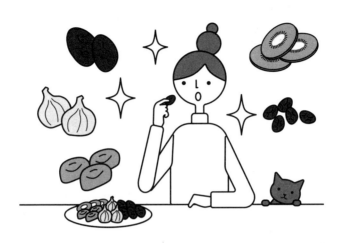

花果干、芒果干等各种水果干都可以在便利店买到。根据自己的喜好多买一些储存在家里，闲暇之余当作加餐。

知识小贴士

少量选择热量过高的水果干

　　水果干既不用剥皮，又可以在任何场合方便地食用，因此深受人们的喜爱。但在选择水果干的时候，应该尽量避开那些用砂糖炒制或用油制的水果干。注意空腹的时候不要吃太多，一小把水果干即可。

加餐时吃巧克力和坚果有助于消除疲劳和改善血液循环

关键词 > 血液循环

可可具有抗氧化作用，还可以促进血液循环

加餐时推荐的零食是坚果和巧克力组合，它们可以提供全能营养。

巧克力中的主要原材料是可可，正是可可发挥了促进血液循环的功效。可可中的可可多酚具有抗氧化的作用，可以使血管更加坚韧，能有效预防动脉粥样硬化。

可可油中的油酸具有降低胆固醇的作用，有利于预防生活习惯病。

可可富含膳食纤维，是调整肠内环境的一把好手。此外，可可还含有多种人体容易缺乏的矿物质，如促进

知识小贴士

这就是运动员都爱吃巧克力的原因

经常有运动员为了让自己的注意力更加集中、提高比赛成绩而在赛前吃巧克力。这是因为巧克力中的可可碱成分可以促进副交感神经兴奋，使运动员在赛前更加放松。

可可含量较高的巧克力的其他功效

美容效果

可可中的可可碱具有抗氧化的作用,可以减缓肌肤衰老,减弱紫外线对皮肤的破坏。

预防代谢性疾病

血糖生成指数(GI)表示进食后血糖上升的速度。GI 值较低的食物可以避免进食后血糖上升过快,有助于稳定血糖水平。可可含量较高的巧克力在食用后血糖的上升速度就较为缓慢,可谓 GI 值低又美味的代表食物。

预防高血压

可可含有丰富的维生素 E,具有促进血管扩张的作用。可可碱有抑制血管内皮炎症反应的作用。

预防痴呆

摄入可可含量较高的巧克力有助于促进脑源性神经营养因子(BDNF)分泌,而 BDNF 有促进大脑兴奋的作用,可以有效预防痴呆的发生。

血液循环的镁、预防贫血和免疫力低下的铁等。

杏仁等坚果同样含有丰富的维生素、矿物质和膳食纤维,此外,还含有丰富的 ω-3 脂肪酸。坚果不仅有助于调整肠内环境,减少体内有害菌的繁殖和胆固醇的吸收,还可以帮助我们预防生活习惯病,降低肥胖症的发生率。

嚼口香糖可以平复心情，提高大脑活性

关键词 > 咀嚼

咀嚼可以促进血液循环，增加大脑的 α 波

细嚼慢咽可以有效地活化大脑。咀嚼这一动作还有促进副交感神经兴奋性的作用，帮助我们更快地冷静下来。

近来的研究表明，单单嚼口香糖这样的动作，就可以促进血液循环，使小脑和前额叶运动区的血流量增加10%~40%。

科研人员在对小鼠进行实验时发现，当小鼠的大脑活性有所提高时，小鼠的认知功能也得到了改善。

据此我们推断，嚼口香糖这样的咀嚼行为，不仅可以有效增加大脑的血流量，提高大脑活性，而且有助于改善人体的认知功能。

此外，对自主神经的研究发现，嚼口香糖还可以促进大脑产生类似深度睡眠和冥想状态时才会出来的 α 波。

如果感觉精神压力过大，或希望改善认知功能，那么不妨多嚼一嚼口香糖，通过这种方式来放松身心，提高日常状态。

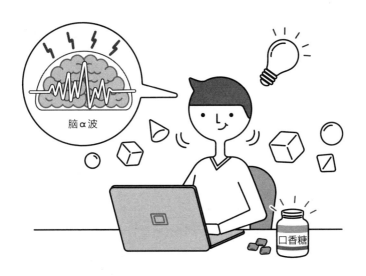

知识小贴士

嚼口香糖还有预防牙槽脓肿的作用

　　引起牙槽脓肿的原因之一是受到污染的血液滞留于牙槽内进而引发的炎症反应。嚼口香糖可以有效促进牙齿周围的血液循环，使受污染的血液不易聚集于牙槽内而形成炎症反应，因此可以有效地预防牙槽脓肿。

喝热咖啡，在改善血液循环的同时还可以抗抑郁

| 关键词 > 抗抑郁

促进血清素和多巴胺分泌

要想改善胃寒症状，让身心从寒冷状态中恢复过来，不妨喝一杯热咖啡。这是因为咖啡和红茶中的咖啡因可以有效地激活交感神经，在消除困意、缓解紧张情绪的同时，还可以起到振奋情绪的作用。

不仅如此，咖啡还有促进末梢血管扩张和抗氧化的作用，有助于改善人体的末梢血液循环。哈佛大学的研究还发现，咖啡可以促进血清素和多巴胺分泌，从而起到抗抑郁的作用。有研究表明，爱喝

知识小贴士

不要过量饮用咖啡！每天控制在 2~4 杯

根据芬兰的研究，每天饮用 8~9 杯咖啡的人群，自杀的风险反而会增加。每天将咖啡控制在 2~4 杯即可。为了不影响睡眠质量，建议在入睡前 3 小时以内不要饮用咖啡。

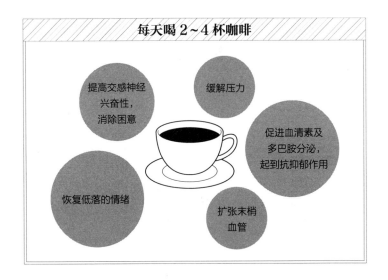

咖啡的人患抑郁症的概率明显降低。成年男性或女性每天饮用 2~4 杯咖啡，可以降低半数的自杀风险。

热咖啡可以暖胃，还可以暖心，让人放松心情，达到双倍效果。此外，咖啡还可以促进肠道蠕动，缓解便秘，有利于进一步改善肠内环境。

喝茶除了可以预防痴呆、提高睡眠质量，还可以促进生长激素分泌

—— | 关键词 > 茶氨酸 ——

茶氨酸可以帮助我们消除各种不愉快的感觉

茶类饮料可以有效提高日常状态，其效果并不逊于咖啡。

奥秘在于茶中的氨基酸——茶氨酸。这种物质具有独特的口感，它的化学结构与可以让食物变得更加鲜美的谷氨酸类似。

越是好喝的茶，含有的茶氨酸越多。

茶氨酸的作用不仅是提供口感，它还可以跟随血液循环来到大脑，帮助我们消除各种不愉快的感觉。

实验表明，摄入茶氨酸1小时后，代表放松状态的脑 α 波会明显增加。有报告还提示，茶氨酸不仅可以有效缓解不安和烦躁感，而且对于改善女性经前期综合征（PMS）也有不错的效果。研究还表明，茶氨酸对身体水肿、疲劳和更年期的潮热出汗症状也有一定的改善作用。

茶氨酸的功效还远不止于此。

随着年龄的增长，交感神经逐渐跃升至优势地位，血管持续处于收缩状态。茶氨酸引起的脑 α 波释放增加，可以提高副

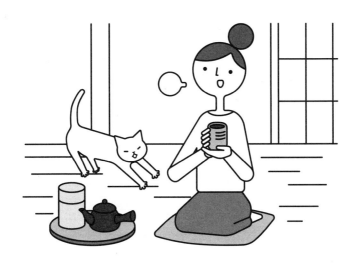

交感神经的兴奋性，将倾斜的自主神经拉回平衡状态。如此一来，还可以兴奋末梢神经，改善由末梢循环不良导致的体寒症状。多喝茶还有预防高血压的作用。此外，茶氨酸还有保护大脑神经细胞、预防认知功能衰退的作用，在预防痴呆方面也有一定的功效。

知识小贴士

茶中的儿茶酚有预防体脂堆积的作用

茶含有一种名为"儿茶酚"的物质。茶叶中的茶氨酸在日光照射后就会转化为儿茶酚。儿茶酚是一种茶多酚，它具有抗氧化的作用，可以预防体脂堆积，避免过度肥胖。由此可见，多喝茶好处多。

强烈推荐富含茶氨酸的抹茶

红茶和乌龙茶虽然都含有茶氨酸，含量却不高。日光照射时间越短的茶叶，茶氨酸的含量越高，因此我特别推荐喝绿茶，尤以玉露和抹茶为佳。玉露和抹茶在培育的过程中，刚发新芽就会用芦苇帘或麦秆遮住阳光。通过减少日光照射来抑制光合作用，以增加绿茶特别的甘甜口味。

如果可以的话，推荐每天都喝一些绿茶。泡绿茶的水温一般为40～80℃。这是因为温度越高，茶水的苦涩味就越重；而温度较低时，更能激发绿茶的甘甜味道。多多尝试，找到适合自己口味的泡茶温度吧。

睡前喝杯绿茶可以提高睡眠质量

和我们通常所认为的喝茶会影响睡眠质量相反，绿茶中的茶氨酸成分有对抗咖啡因的作用。睡前喝杯温暖的绿茶，其实是可以帮助入睡、提高睡眠质量的。

生长激素多在夜间合成，而高质量的睡眠正是保持身心年轻状态的秘诀。

此外，睡前喝杯绿茶还可以兴奋副交感神经，在助眠放松的同时，也是一个促进自主神经平衡的好方法。

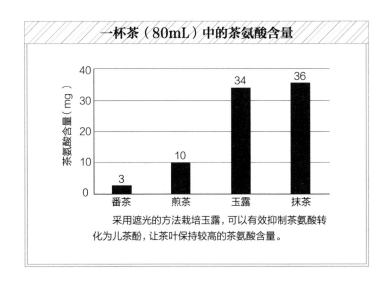

一杯茶（80mL）中的茶氨酸含量

采用遮光的方法栽培玉露，可以有效抑制茶氨酸转化为儿茶酚，让茶叶保持较高的茶氨酸含量。

喝酒时要喝等量的水

┤关键词 > 胃结肠反射 ├

喝水会诱发胃结肠反射，有助于预防肠麻痹

在喝酒的时候，为了能将酒精的危害降到最低，可以按照"一杯酒、一杯水"的比例，一边喝酒一边喝水。这样做还可以预防因酒精引起的脱水症状，也有助于预防因酒精而出现的肠麻痹症状。

当过度饮酒时，人体会出现恶心、呕吐等不适症状，此时交感神经兴奋性升高，副交感神经兴奋性极度降低，进而各个消化器官的功能受抑制，出现肠麻痹等不良症状。

喝水可以诱发胃结肠反射。当肠道开始蠕动，受酒精牵拉的副交感神经可以轻松地"苏醒"过来，恢复正

知识小贴士

一边喝酒一边吃下酒菜，也可以有效保护胃肠

为了预防过量饮酒，不仅要多喝水，还可以多吃一些下酒菜。推荐的下酒菜有芝士、坚果、豆腐和毛豆等。选择这些发酵食品作为下酒菜，不仅可以获取优质蛋白质和膳食纤维，而且可以在喝酒时一直保持细嚼慢咽的状态。

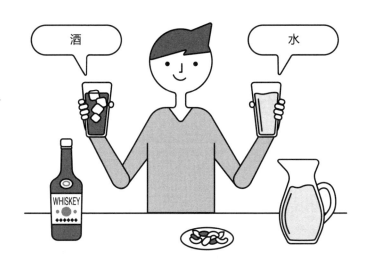

常的兴奋性。因此，喝水可以有效地预防肠麻痹等不适。

喝酒时饮用等量的水，不仅可以将恶心、呕吐等不适症状对自主神经造成的不良影响降到最低，而且可以将血管收缩引起的头痛、腹泻，以及宿醉引起的疲倦感降到最低。

要想保持肠道菌群的最佳状态，就不要依赖药物强行刺激肠道

| 关键词 ＞ 肠道菌群

肠道菌群失调会导致免疫力低下

通常食物会在胃和小肠被加工成易于吸收的状态——这些营养物质被分解为更小的分子，在肠道内被吸收。

肠道里生活着无数的细菌，这些细菌就是肠道菌群。它们的种类可以分为益生菌、致病菌和机会菌，它们互相帮助的同时也互相竞争。

就像每个人都有自己独特的个性，肠道菌群的状态也因人而异。年龄、日常饮食习惯和生活习惯的变化，也会使肠道菌群发生各种各样的变化。

肠道具有屏障作用，可以避免让未消化的食物或含有病毒等有害病原体的异物进入体内。这些有害物质最后会随粪便一起被排出体外。

如果因暴食、偏食、过量食入添加剂，或者因生活作息不规律等破坏了肠道细菌的生态平衡，肠道的屏障作用会被削弱。

近年的研究表明，如果因便秘、腹泻导致肠道菌群失衡，

肠道细菌大致可分为三类

对身体有好处

益生菌

　　双歧杆菌、乳酸菌（以球菌和杆菌为主）可以预防致病菌的入侵和繁殖，有效促进肠道蠕动。

两方均不属于

机会菌

　　会加入益生菌或致病菌中处于优势（数量较多）的一方。

对身体有坏处

致病菌

　　会在肠道内产生有害物质。这类致病菌偏好脂肪及动物性蛋白质，数量增多时会导致便秘和腹泻。

会引起免疫功能低下、结肠癌和糖尿病等。

即使用药也无法改善肠道运动

　　肠道状态不佳时，不少人会求助于药物，但是我们应该清楚，这些药物应该用在"紧急时刻"，而不应常规使用，尤其应该避免滥用

知识小贴士

抗生素虽然作用很强，但是对病毒并无效果

　　抗生素虽然对致病菌很有效，但它同时也会作用于益生菌，导致肠道菌群失调。需要注意的是，感冒是由病毒感染引起的，使用抗生素并不能消灭病毒，因此抗生素并不能治疗感冒。此外，在服用药物时还要注意药品的使用期限。

会刺激肠道的药物。

目前市面上售卖的各种便秘药和泻药都是通过刺激肠道来发挥排便作用的。诚然，顽固性便秘患者有时必须依赖药物才能顺利排便。有一点需要在此向大家说明，市面上销售的这些泻药，虽然确实可以帮助大家顺利排便，但它们并不能帮助人们改善肠道蠕动。换句话说，这些泻药并不能从根本上解决便秘问题。

泻药只能通过各种方式来强行刺激肠道，让胃肠蠕动。如果滥用这类药物，则可能导致肠道黏膜受损，引发不良后果。

就像太阳光中的紫外线在正常情况下不会对人体造成损害，但过量紫外线会晒伤皮肤一样，紧急时刻使用泻药并不会对人体造成危害，但过量使用泻药可能会导致肠道黏膜损伤而出现结肠黑变病。此时，原本应该是粉色的肠道黏膜会出现类似黑色豹纹一样的改变。虽然我们并不会感觉到肠道发生的变化，但是肠道黏膜的改变会在一定程度上影响肠道，使肠道无法发挥正常作用。长此以往，便秘情况越来越严重，我们又加大泻药的剂量，使肠道功能继续变差，周而复始，陷入恶性循环。

此外，如果经常使用泻药，肠道就会习惯这种刺激，到最后就算肠道内积存了大量的粪便，身体也不会感到有便意，自然不会主动去卫生间了。

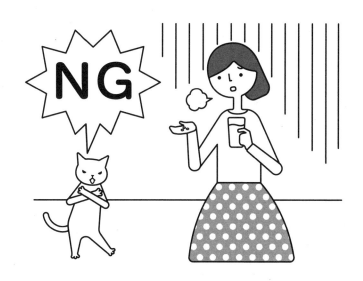

要警惕"对便秘有奇效"的茶类饮品和保健品

除了泻药，还有很多人在长期使用那些所谓能改善便秘症状的茶类饮品和保健品。他们认为，相对药物来说，使用天然成分加工而成的保健品对身体的影响更小，但其实保健品也可能含有刺激性物质。

尤其要注意配料表中是否有番泻叶、金钱草和对叶豆等植物，它们含有会对肠道产生刺激作用的成分。为了避免在改善肠道蠕动和肠内环境时产生药物依赖，最好的方法是改变不良的生活习惯。

最适合早餐饮用的万能汤可有效提高免疫力

关键词 > 提高免疫力

制作可以提高免疫力的万能汤

与人体免疫力有关的免疫细胞大多存在于肠道内，也就是说，肠内环境的优劣直接决定免疫力的强弱，而改善肠内环境的重点就在于维持自主神经的平衡状态。由此可见，自主神经系统才是影响身心表现和免疫力的关键所在。

早餐是提高免疫力不可或缺的重要一环。早餐时喝一碗热汤，不仅可以温暖胃肠，而且可以提高副交感神经兴奋性，促进肠道蠕动。在此，再次建议大家在日常饮食中多摄入一些对肠道有益的发酵食品和富含可溶性膳食纤维的食物。

为了提高免疫力，这里向大家介绍一款非常适合早晨饮用的万能汤。首先，在锅中加入2杯水和1个浓汤宝，将少量胡萝卜切成半圆形的薄片，放入锅中用中火煮开；然后，将素面从中间折断，放入锅中一起煮熟，再加入两小勺味噌拌匀；最后，可以先在汤碗中加入少量切成2厘米长的水芹，再倒入煮好的素面汤，撒上盐和黑胡椒粉，就完成啦！

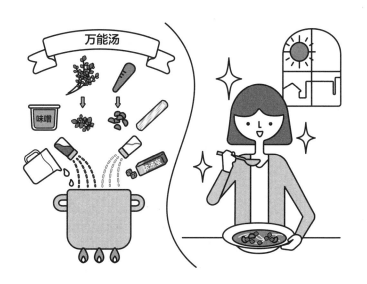

在素面味噌汤中加入胡萝卜和水芹，满足了每日黄绿色蔬菜的摄入要求，具有抗氧化的效果。作为早餐，万能汤营养、美味又便捷。

提前做好长生味噌

锅中倒入油后用中火加热，将1颗小松菜和1条培根切成4厘米大小，倒入锅中炒熟；加入1杯清水或用

知识小贴士

如果早晨实在没有时间做饭，那么轻便简餐也是不错的选择

推荐在早餐时选择那些有助于活化肠道的发酵食品和富含可溶性膳食纤维的食物。如果实在没有食欲或没有时间做饭也没有关系，一杯清水、一根富含膳食纤维的香蕉也可以让肠道"醒"过来。

昆布和鲣节做的高汤，煮开后再加入1杯牛奶和一小勺盐；最后加入1片生姜即可出锅。有蔬菜和培根的生姜牛奶汤就完成啦！生姜具有暖身的作用，牛奶中的乳糖可以有效地促进肠道蠕动。

此外，我还自创了一种长生味噌，由80g白味噌、80g红味噌、150g洋葱和一大勺苹果醋组成。将这4种材料混合在一起，用冰格分成10份，1份约30g，放在冰箱中冷冻两三个小时就大功告成了。这4种材料都是可以改善肠内环境的益生菌所喜爱的养料。想喝味噌汤的时候，就从冰格里取出来1份，加入热水即可，依照个人喜好，还可以在里面加海带干和豆腐等食材。这种提前做好的味噌适合在时间紧迫的早晨当作早餐。

早晨没有食欲，试着喝一碗浓稠味噌汤

日餐的经典搭配就是米饭配味噌汤，如果还有纳豆作为小菜，就更完美了。纳豆和味噌这些发酵食品对肠道有许多益处，它们可以同时提供丰富的植物蛋白质，有助于兴奋交感神经。两者都含有的发酵菌还有助于改善肠内环境，是保持肠道健康、提高身心表现的最佳选择。

如果没有食欲，那么可以试试加了纳豆和海藻的浓稠味噌汤。海藻的黏液对缓解便秘非常有用。锅中加入水或用昆布和鲣节做的高汤，煮沸后加入味噌搅匀，加入适量海藻和纳豆后再关火，最后倒入汤碗中，撒上青葱，便是一道美味的浓稠味噌汤了。之所以最后加入纳豆，是因为纳豆中的纳豆素不耐热。

长生味噌的做法

【材料】可做 10 份

红味噌……80g
白味噌……80g
洋葱……150g（约1个）
苹果醋……一大勺

【做法】

1 在碗中将洋葱切粒，打成泥。

2 将红味噌、白味噌和苹果醋加入碗中，用搅拌器充分搅匀。

3 分成 10 等份，放在冰格中，置于冰箱内冷冻两三个小时即可。

　　为了改善自主神经的平衡状态，提高免疫力，早餐务必要吃得丰盛一些。好的早餐可以让我们一整天都保持好心情。需要注意的是，吃早餐的目的是让肠道尽早活动起来，如果没有食欲也不要勉强，喝一点酸奶或蔬菜汁，或者吃一些香蕉之类的水果也可以。

细嚼慢咽，可以使副交感神经持续处于兴奋状态

| **关键词** > 咀嚼

不良的饮食习惯与代谢性疾病有关

吃得太快，会让大脑的饱胃中枢反应不过来，等到饱胃中枢做出反应时，我们已经吃得太多了。如果吃饭狼吞虎咽，会使交感神经过度兴奋，使副交感神经的兴奋性降低，导致肠道蠕动减慢，消化和吸收功能也受影响，使多余的能量堆积为脂肪。

年轻时，因为自主神经较为活跃，就算吃得太快或吃得太多，我们的身体都会很快恢复过来。一旦男性超过30岁，女性超过40岁，副交感神经的兴奋性就会逐渐下降，身体变得难恢复。吃得太快这种不健康的饮食习惯会引起肥胖等与代谢相关的各种疾病。

细嚼慢咽，有助于持续激发副交感神经的兴奋性。当副交感神经的兴奋性增加时，肠道就会蠕动起来，不仅可以促进胃肠的消化和吸收功能，而且有助于改善肠内环境，促进全身血液循环。此时，人体的基础代谢率也会随之增加，体内多余的

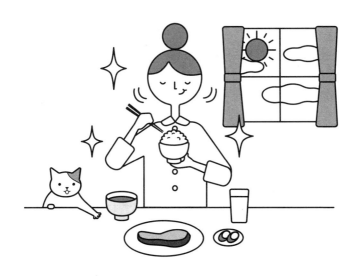

脂肪会被及时代谢掉，不易蓄积，避免引起肥胖；便秘症状也会因此得到改善，肝脏的代谢功能也会有所提高。晚餐时细嚼慢咽，不仅有助于活化副交感神经，调整肠内环境，还能使人不易疲劳。

知识小贴士

细嚼慢咽有助于长寿

在采访一位著名歌星时，有人问她有什么独特的健康秘诀。她回答说，除了要注意吃什么，还要坚持细嚼慢咽。因为细嚼慢咽不仅有助于美颜，而且能稳定自主神经的平衡状态。

不爱吃的饭菜会造成精神压力，破坏自主神经的平衡状态

| 关键词 > 压力

饮食是缓解紧张情绪的良方

一直强迫自己吃不爱吃的饭菜，只会给自主神经带来恶劣影响。在选择食物时，要牢记除了吃那些有利于调整肠内环境、有助于调节自主神经的食物，吃自己喜欢的食物同样重要。只有当我们吃东西很愉快时，消化器官才会更加活跃，自主神经也会处于平衡状态，我们的体重也会相对地维持在健康水平。如果确实不知道吃什么，可以选那些好吃并且会让自己开心的食物，但要时刻以维持自主神经稳定为基准。

生活在现代社会中，我们时时刻刻都要面对各种压力。吃好吃的犒劳自己，就是我们

知识小贴士

这些节食方法都会影响我们的肠道健康

肠道是非常容易受精神压力影响的内脏器官。如果神经紧张，副交感神经的活性会降低，血管收缩，影响血液循环，还会影响肠道健康。长此以往，就会对全身器官和细胞产生不良影响。

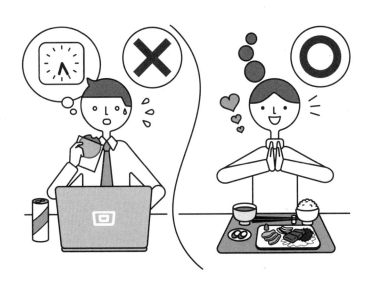

为平复自己的紧张情绪开出的"一剂良方"。当下流行的减肥方法无一不是倡导大家要节食,这也不能吃、那也不能吃的减肥方法,在我看来只会徒增压力。怀揣各种精神压力用餐,不仅不能放松身心,而且会让餐食的热量转化为脂肪。再健康的食物,如果不爱吃,就不要选。

存在压力性肥胖的人，即使不吃饭也不会瘦

| 关键词 > 压力性肥胖

自主神经兴奋性降低会使人肥胖

随着年龄的不断增加，我们的腰围也会逐渐变大。"好想瘦下来啊！"恐怕大多数人都急切地希望自己赶紧瘦下来。

此时，很多人会发现自己面临着"就算不吃饭也瘦不下来"的残酷现实。这是因为他们的自主神经一直处于紊乱状态，身心状态大受影响，最终导致的结果就是他们出现了压力性肥胖。

一提到肥胖，大家都认为是过量饮食、酗酒或运动不足导致的，即热量过剩而无处代谢导致的脂肪堆积。然而，近期的研究表明，自主神经兴奋性降低本身就会导致人体出现肥胖。

肥胖人群经常大量流汗，这也是自主神经兴奋性降低的缘故。

如果自主神经整体（交感神经及副交感神经）稳定性降低，那么人体各组织器官就无法正常吸收水分，这些多余的水分自然会通过各种途径（如大量流汗等）排出体外。

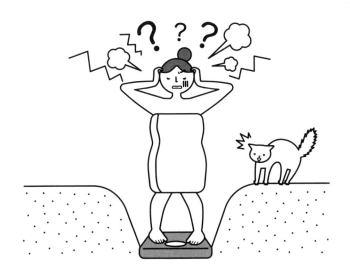

如果一个人并没有摄入很多水分，也没有感到很热，但是一直出汗，可以认为他已经出现了自主神经整体稳定性降低的情况。

不吃饭会导致内脏脂肪大量堆积

怎样才能让紊乱的自主神经恢复平衡状态，让我们从易胖体质变成苗条体质

知识小贴士

多摄入乳酸菌和膳食纤维能增加体内益生菌的数量

肠道细菌还有肥胖菌和苗条菌之分，肥胖菌在肥胖人群的肠道内可以占到六七成。如果摄取的营养过多，肥胖菌的数量会增加，这样就更容易肥胖。为了避免发生这种情况，我们要通过摄入足量的乳酸菌和膳食纤维来增加益生菌的数量，从而增加苗条菌的数量。

呢？绕不开"管住嘴"和"迈开腿"这两个亘古不变的主题。

首先来讲讲"管住嘴"。要尽量保证一日三餐，按照前面所说的注意事项来享受营养均衡的美食；更重要的一点是不要给自己压力。特别在意肥胖的人，还要留意每顿饭控制在六分到八分饱，这样即使每天没有严格控制摄入的热量，整体来看热量也会自然而然地控制在原来的60%～80%。

如果为了尽快瘦下来而不吃饭，反而会起到相反的效果。为了快速减肥，大家首先想到的恐怕都是绝食和少吃几顿饭。实际上，如果不吃饭的话，那么肠道也不会工作，会打破自主神经的平衡状态而变得越来越胖，陷入"不吃饭，肠道就不工作，自主神经持续恶化"的恶性循环之中难以自拔。

如此一来，不仅肠道的吸收功能降低，肠内环境恶化，而且流经肠道的血液变得黏稠，影响全身器官和细胞的能量摄取，进一步导致内脏脂肪堆积。

满足一日三餐才是促进自主神经活化的最佳方式

通过绝食和少吃饭来减肥，虽然可以暂时减轻体重，但并不能让内脏脂肪等因此而变少。这种做法只能让身心健康大受影响，不仅人体所需的水分会摄入不足，肌肉含量也会因此而降低。看似变瘦，其实只是表象。

不仅如此，停止减肥之后，这种易胖体质还会愈演愈烈。因此，医生不会推荐这种百害而无一利的减肥方式。

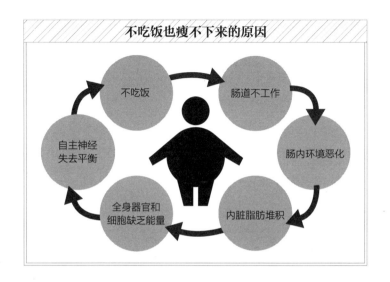

满足一日三餐才是改善肠内环境、恢复自主神经活性的最佳方式。在这里再次强调，三餐中的午餐很重要，需要我们给予足够的重视。

肥胖人群的自主神经整体平衡性较差

| 关键词 > 肥胖

精神压力过大导致肠内环境恶化

现代社会因为过量饮食导致热量过剩等问题已经屡见不鲜。日本人的每日热量摄入情况又是怎么样的呢?

相关统计数据表明,日本人的平均摄取热量从粮食不足时期到现在基本没有发生变化。但与统计数据相反的是,患有生活习惯病和代谢综合征的人却在持续增多。

当然,随着科技的不断发展、车辆的普及和交通基础设施的逐步完善,确实会导致大众运动不足,这也是患病率攀升的原因之一。

但是,从专科医生的角度来看,精神压力过大导致自主神经紊乱,继而出现肠内环境恶化,才是罪魁祸首。

如果有机会对肥胖人群的自主神经水平进行测量,我们会发现,基本上所有肥胖人群的副交感神经甚至整个自主神经的平衡性都较差。

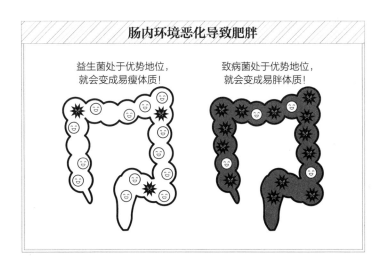

肠内环境恶化导致肥胖

益生菌处于优势地位，
就会变成易瘦体质！

致病菌处于优势地位，
就会变成易胖体质！

提高副交感神经兴奋性

肥胖人群中有不少人都处于交感神经异常兴奋，而副交感神经兴奋性异常低下的状态。

在自主神经系统中，副交感神经控制着肠道的蠕动功能。

如果想要促进肠道蠕动，改善肠内环境，远离代

知识小贴士

促进肠道蠕动可以帮助运动员打破纪录

为了帮助运动员提高比赛成绩，在对运动员进行指导时，我都会以改善血液循环为第一要务。血液循环得到改善，除了可以唤起细胞生命力，还可以修复在日常生活中受损的自主神经。

179

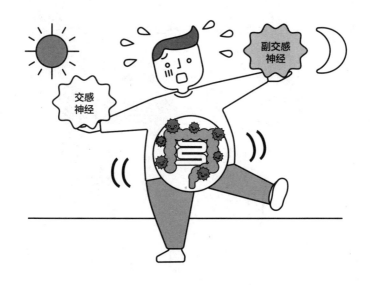

谢综合征，就要有针对性地调整饮食习惯，以此来提高副交感神经兴奋性。换言之，只有通过调整饮食习惯来整体提高自主神经的平衡状态，才能从根本上改变肥胖现状。

虽说如此，但为了自主神经的整体平衡状态，仅仅提高副交感神经一方的兴奋性是远远不够的。

就拿便秘来说，无论是副交感神经还是交感神经，如果只有一方处于过度优势地位，仍然会导致便秘症状出现。

改善肠内环境是保持自主神经平衡状态的捷径

对于自主神经而言，最重要的就是保持动态平衡。

如前所述，患有代谢综合征和肥胖的人，不仅他们的自主神经平衡状态被打破，而且大多数人的交感神经和副交感神经活性均属于显著降低的状态。

要想维持交感神经和副交感神经的动态平衡，并且保持两者都处于较高的兴奋水平，改善肠内环境就是捷径。

当运动员为了提高比赛成绩而聘请我对他们的饮食进行指导时，我大多只会针对改善肠内环境提出意见。

改善肠内环境，才能切实地让自主神经的整体平衡状态有所提升。

如果能够按照之前书中介绍的方法去做，其实并不难。

只要稍加留意，我们每个人都可以在日常生活中轻松达成目标。

如果晚上聚餐，午餐更要注意营养均衡

| 关键词 > 聚餐

如果早餐和午餐用心安排，就算晚上聚餐也可以轻松应对

如果因为工作很晚才吃午饭，且晚上还有聚餐安排的话，就要引起注意了。因为聚餐的菜品往往热量都非常高，对于正在控制血糖和血脂的人来说，有时候光是浏览一遍菜单就已经血压飙升了。有些时候，好不容易能出来聚餐，结果发现这也不能吃、那也不能吃，左顾右盼地想吃又不敢吃，反而徒增压力。如果想要轻松应对这种局面，快乐享受聚餐，那么要对早餐和午餐进行相应的调整。

聚餐时，一般会摄入过多的动物蛋白质和脂肪，而生菜等蔬菜就会相对地摄入不足。如果当天有聚餐安排，在早餐和午餐时就要限制植物蛋白质和脂肪的摄入，多吃些蔬菜以补充膳食纤维。如果晚上有聚餐，早餐可以多吃些水果、蔬菜和酸奶，午餐可以适当地多选择裙带菜等海藻类汤品。此外，午餐要坚持做到五六分饱。按照这样的做法，晚餐聚会就可以不用过于克制，轻松地享受美食了。

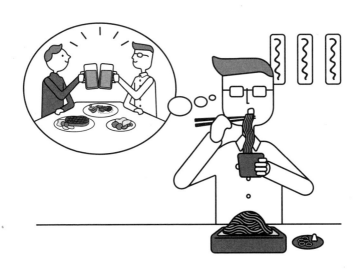

有意识地调整早餐和午餐的饮食结构，不仅有助于调整肠内环境，而且可以轻松享受晚上聚餐的快乐。

知识小贴士

若晚上有饮酒安排，就要在白天适当补充营养物质

　　如果晚上是以饮酒为主的聚会，在白天的时候就要多补充一些低热量、高蛋白的食物。例如，鸡肉和海鲜就是不错的选择，还有便于肝脏代谢的豆腐和纳豆等食品，或是富含膳食纤维的海藻类食物，它们都有助于改善肠内环境，为晚上的饮酒做好准备。

晚餐后3小时是副交感神经兴奋的时间，也是胃肠的"黄金时间"

| 关键词 > 黄金时间

晚餐后不要急着去睡觉

晚餐后3小时正是副交感神经处于兴奋状态，胃肠进行消化和吸收的"黄金时间"。如果去睡觉，就会错过这段"黄金时间"，导致血糖不经代谢而直接转化为脂肪。

如果此时副交感神经兴奋性下降，而交感神经处于极度兴奋的状态，就会影响睡眠质量，导致第二天醒来后交感神经也无法正常运转。在这其中，影响胃肠"黄金时间"的常见原因就是晚餐的结束时间太晚。

当我们在享用晚餐时，"吃"这个动作所带来的刺激和愉悦感会让交感神经处于兴奋的优势地位。但进餐后的3小时内，由于胃肠开始蠕动，食物开始消化和吸收，副交感神经则会接替交感神经，逐渐转换为优势地位。此时自主神经切换到休息模式，肠道蠕动更加活跃，肠内环境得到进一步改善，高效的优质睡眠还会将疲劳感一扫而光，这就是我们应该好好珍惜的

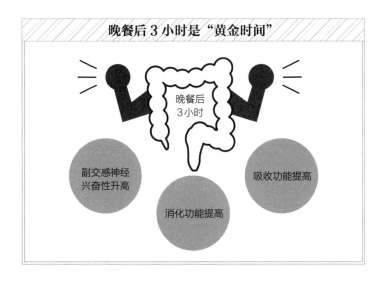

晚餐后 3 小时是"黄金时间"

晚餐后
3 小时

副交感神经
兴奋性升高

消化功能提高

吸收功能提高

"黄金时间"。

晚上 12 点前就寝可以让副交感神经的兴奋性达到最高水平

前面说到，在晚餐后 3 小时以内睡着的话，不仅会使自主神经处于失衡状态，睡眠质量降低，肠内环境更加恶劣，而且会让人感觉疲

知识小贴士

入睡前 3 小时是一天中最放松的时间

晚餐后 3 小时是身心放松的时间。如果晚上 9 点以前吃完晚餐，那么可以好好利用这 3 个小时，洗个热水澡，做做伸展运动，听听喜欢的音乐，或者把第二天要用的东西提前准备好。放松而有意义地度过睡前时光吧！

惫，身心严重受挫，无法在工作和生活中正常发挥。

伴随对自主神经的不断深入研究，我们越来越深刻地认识到，低质量睡眠和睡眠不足状态会对自主神经和免疫状态造成严重打击。即使已经通过改变饮食习惯将自主神经调节好了，一旦睡眠出了问题，还是会让之前的努力全都付之东流。同时保证睡眠时长和睡眠质量，才能稳定自主神经状态，提高人体免疫力。持续睡眠不足只会让副交感神经状态越来越差。

每天晚上最好在11点前就躺在床上，最晚不超过12点入睡。即使在工作非常忙碌的时候，我也会保证最晚在12点前入睡。

这是因为副交感神经在夜间的兴奋性最高，更加有利于胃肠的消化和吸收。

睡眠质量高可以唤醒细胞生命力

夜里12点是肠道的活跃时间，在这段时间里副交感神经的兴奋性最高，熟睡有利于肠道吸收，在改善肠内环境的同时还可以促进血液循环。此外，此时熟睡还可以提高全身细胞的新陈代谢水平，不仅帮助我们获得不易发胖的健康体质，还有助于提高免疫力。不仅如此，夜间睡眠可以促进生长激素分泌，让头发和皮肤都保持健康的状态，对抗衰老。这些都是高质量睡眠的神奇功效。

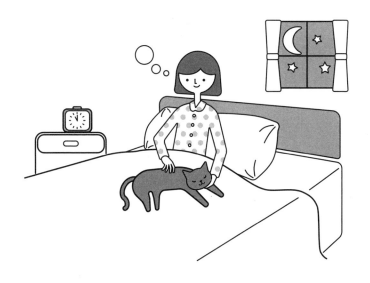

　　睡眠不足，不仅指睡眠时间不够，更重要的是睡眠质量不佳。如果睡眠质量非常高，就算睡眠时间短一些也不要紧，一样可以帮助我们缓解身心疲惫，唤醒细胞生命力。

进食后立刻睡觉，会因餐后血糖尚未降低而导致脂肪堆积

关键词 > 血糖

不要在交感神经正处于兴奋状态时入睡

经常听人说"吃完就睡会长胖"，这是因为刚吃完就去睡觉，间隔时间太短，餐后血糖来不及降低造成了脂肪堆积。而且，此时仍是交感神经处于优势地位，摄取的营养物质不能得到良好的消化和吸收，也不会进入细胞进行代谢，多余的能量只能转化为脂肪囤积在体内。总之，吃完就睡会引起血糖代谢异常和自主神经紊乱，进而引起肥胖。

确保晚餐后有3个小时的胃肠"黄金时间"，是我一直在坚持的生活习惯。晚上9点吃完饭以后，我会一边泡澡一

知识小贴士

为了预防反流性食管炎，请务必在餐后3小时之后再就寝

在胃内存有食物的情况下保持平躺的姿势，容易让胃酸逆向反流进入食管，形成反流性食管炎。在用餐和入睡之间间隔3个小时，有利于排空胃内容物，不易形成反流性食管炎，还可以调节睡眠和预防肥胖。

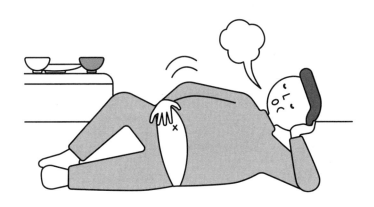

边准备明天的工作，有时间的话还会做伸展运动。在晚饭后、入睡前的这3个小时，放松一下，安排一些有意义的活动。

这3个小时不仅呈胃肠的"黄金时间"，而且是调整身心状态，让今天和明天的自己更加闪闪发光的"黄金时间"。

在服用营养品前先咨询医生，不要自作主张

| 关键词 > 营养品

一日三餐吃好吃饱，促进人体分泌血清素

因为工作，有些人并不能保证一日三餐都能获得均衡的膳食营养。此时可以通过适当补充营养品来填补缺乏的营养物质。虽说如此，但还是希望大家能够通过吃饭来摄取足够的营养，并且达到稳定自主神经状态的目的。

在日常生活中，我们经常可以看到节食减肥的人，他们虽然几乎不吃正餐，但对减肥餐和营养品如数家珍。依靠这种方式来摄取营养，不仅不利于调整肠内环境，而且会打破自主神经的稳定状态。

> **知识小贴士**
>
> **服用外国进口的营养品时要特别注意**
>
> 从外国进口的营养品有些可能并不适合自己，安全方面也无法得到保障。随意服用营养品可能会对肝脏功能造成损害，引发各种各样的健康问题。因此，服用营养品前，建议咨询医生，寻求专业建议。

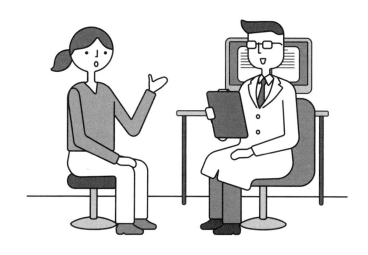

我们只有在吃好吃的食物时，大脑才会刺激肠道蠕动，促进副交感神经兴奋，使身体分泌令人感到幸福的血清素。

当确实需要添加营养品时，不要仅凭自己的判断就一味服用营养品，最好在咨询了医生之后遵医嘱服用。明确血清素既不会对身体造成负担，又可以改善营养状态。

每周或每半个月，选择一天当作"欺骗日"，尽情地解馋

┃关键词 > 欺骗日

轻松就餐才是推崇的饮食方式

近年来，各种各样的减肥方法都不约而同地提到了"欺骗日"。在这一天，人们可以随便吃自己想吃的食物来解馋，而且这样做可以起到更好的减肥效果。我也赞同这样的想法。每周或每半个月，挑选一天当作"欺骗日"，尽情地挑选自己喜爱的食物大快朵颐。这样做更有利于调节自主神经，因为只有当我们感觉轻松愉快时，才会坚持得更久。

很多人遭遇减肥失败，原因就是这也不能吃、那也不能吃，给自己造成了巨大的精神压力，最终因为忍受不了这样的痛苦而放弃了减肥计划。

根据体重数据，在每周或每半个月安排一天作为"欺骗日"，在这一天尽情地解馋，可以喝可乐，也可以吃牛排，按照前面告诉大家的注意事项，调整进食顺序和进食总量即可。只在这一天放纵，不仅不会对身体产生过多的影响，而且会让身心得到极大的放松。

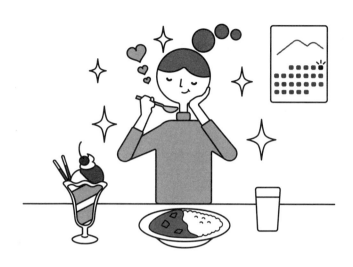

就算没有减肥计划，如果按照前文所述，能够坚持3个月持续对饮食习惯进行调整，无论是谁，都可以轻松、健康地瘦下来。体重变轻了，肠内环境也得到了改善，就连自主神经的状态也会更加稳定，我们的身心状态会变得更加健康、充满活力。

知识小贴士

在"欺骗日"这一天，需要对饮食的"质和量"都进行相应的调整

如果中午吃了鳗鱼饭和猪排饭，那么下午尽量不要安排重要会议，晚餐时也尽量选择轻食。另外需要注意的是，在晚餐结束后的3小时以内最好不要立刻就寝。

越是心烦意乱的时候，
自主神经的波动越大，
越会让人烦躁不安和
感觉疲惫

小林弘幸

日本顺天堂大学医学部教授

第 3 章

毫不费力的放松方法!

有益于放松自主神经
的生活方式

在现代社会的重压下，我们产生了越来越多的精神压力。要有意识地调整心态和休息，才能恢复被扰乱的自主神经状态。本章向大家介绍一些在日常生活中能轻松完成的放松方法。

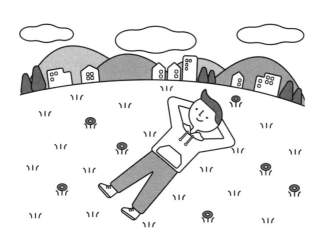

放松颈部肌肉有助于提高副交感神经兴奋性

｜关键词 ＞ 迷走神经

颈部肌肉紧张会影响血液循环

颈部不仅集中着人体重要的血管，而且其周围分布着对调节自主神经至关重要的迷走神经和星状神经节。

迷走神经由副交感神经纤维发出，负责将大脑发出的指令传递给内脏器官，是左右内脏器官功能的重要神经。

星状神经节位于人体的颈部下方，外形酷似星星，参与调节头部、颈部和肩部的血液循环。

颈部肌肉紧张，不仅影响全身的血液循环，而且影响迷走神经和星状神经节的调节功能，会对自主神经造成一定影响，而自主神经与内脏器官和心理状态有着密不可分的联系。

导致头部、颈部和肩部肌肉僵硬的主要原因，是精神压力过大打破了自主神经的平衡状态。

有很多人正在遭受胃肠疾病的困扰，而提高副交感神经兴奋性正是改善胃肠功能的关键所在。当整个人都处于放松状态时，副交感神经才能兴奋。然而，身处信息爆炸的现代社会，我们很难有喘息的时间，自然也就难以放松，精神压力随之而来。总而言之，我们几乎时时刻刻都处于交感神经亢奋、副交感神经受压制的失衡状态。

经常按摩颈部下方

一般来说，胃肠功能较差的人更易受到精神压力的影响。当我们想通过兴奋副交感神经的方式调节肠道功能时，却发现并非易事。

此时不妨试着按摩颈部周围肌肉，以此来调节自主神经的兴奋性。

此外，我还建议那些深受便秘之苦的人也尽快缓解肌肉僵硬的状态。因为当肌肉状态得到了缓解，整个人会感觉非常放松，有助于调节自主神经状态，肠道功能也得以改善。

闲暇之余记得按摩颈部下方的肌肉群，按摩还能辅助调节自主神经的平衡状态。

具体的放松方法也十分简单，双手交叉放在胸前，

知识小贴士

放松颈部肌肉，有助于强韧血管内皮细胞

为了适应快速流动的血液，血管内皮与血液直接接触的这部分细胞要保持一定的坚韧强度。血管内皮细胞位于血管内膜的内侧。人体颈部集中了全身的重要血管，这些粗壮的血管穿梭于颈部的肌肉深层之间。按摩颈部肌肉，不仅有助于增加血液循环，而且可以强韧血管内皮细胞。

有意识地只转动颈部肌肉。重点是在活动时用双手固定全身，尝试只转动颈部。这种以身体为轴、转动颈部肌肉的运动方式还可以促进全身的血液循环。

按摩颈部穴位也可以起到一定的作用。后发际线处有3个穴位，分别是天柱、风池和完骨。从颈后正中开始，由内向外进行按摩。双手的拇指分别沿发际线进行按压，还可以顺着颈部的两条大筋向下按摩，一直按摩到肩背部位。在头顶的正中有一个叫"百会"的穴位，双手中指来回按压15～20次，也可以放松身心。

提高整个颈部的温度

整日操劳、精神压力过大的人可以试着用加温仪或用热敷的方式来缓解疲劳——对头颈和锁骨交接处的星状神经节进行刺激，这样做还可以抑制交感神经，防止它过度兴奋。

通过加温的方式来刺激颈部的迷走神经，同样可以起到刺激颈部穴位的作用。这种方式不仅有助于改善颈部血流，而且可以缓解躯体的其他不适症状。与按压穴位相同，这种舒缓方式可以纠正自主神经的紊乱状态，改善身心的亚健康状态，调节胃肠功能，还能提高免疫力。

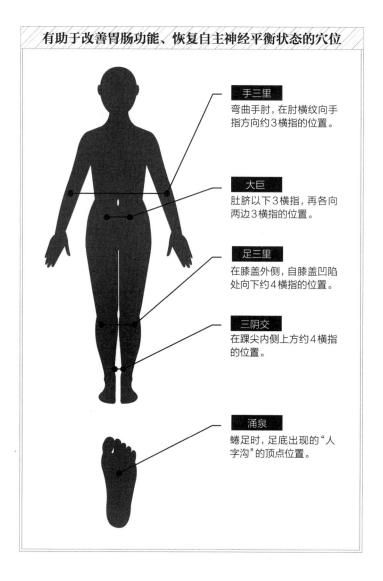

有助于改善胃肠功能、恢复自主神经平衡状态的穴位

手三里
弯曲手肘，在肘横纹向手指方向约3横指的位置。

大巨
肚脐以下3横指，再各向两边3横指的位置。

足三里
在膝盖外侧，自膝盖凹陷处向下约4横指的位置。

三阴交
在踝尖内侧上方约4横指的位置。

涌泉
蜷足时，足底出现的"人字沟"的顶点位置。

深呼吸不仅可以改善血液循环，还可以促进免疫细胞活化

| 关键词 > 呼吸方式

用"1·2呼吸法"调整心态

呼吸方式与我们的身体健康紧密相关。紧张的时候深呼吸，不仅可以让自己冷静下来，而且有助于促进末梢血液循环。末梢血液循环增加可以缓解肌肉酸痛，使身心得以放松。通过深呼吸兴奋副交感神经，不但有利于调整肠内环境，而且可以促进免疫细胞活化。

为了兴奋我们的副交感神经，推荐的方式是"1·2呼吸法"：在心里默数1的时候，用鼻子持续深吸气3~4秒；在默数2的时候，用嘴吐气或呼气6~8秒，尽可能

> **知识小贴士**
>
> **唯一可以控制自主神经的方法就是呼吸**
>
> 在正常呼吸的情况下，每分钟可以呼吸15~20次；而在紧张的时候，呼吸次数可以达到每分钟20次以上。呼吸是唯一一个可以让我们有意识地控制自主神经的方法。让我们都来试一试，通过深呼吸有意识地调节自主神经吧！

用鼻子吸气3~4秒　　　　　嘬起嘴唇，缓缓用嘴呼气6~8秒

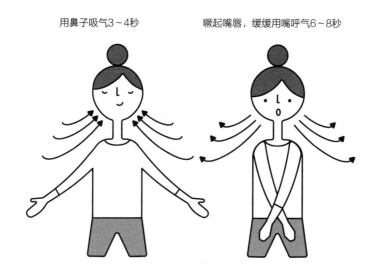

地延长吐气的时间。每天1次，每次坚持3分钟左右，由浅入深地进行深呼吸。通过这种方式，可以轻松地调节自主神经，同时增强免疫力。

　　精神压力过大、感到紧张或注意力难以集中时，不妨用"1·2呼吸法"放松。这种方式不仅可以放松心情，使头脑保持清醒，而且可以使大脑变得灵活。

积极摄入钙和维生素这些营养物质，有助于抑制交感神经

| 关键词 > 抗氧化维生素

持续烦躁的状态会兴奋交感神经

在现代社会快节奏的影响下，我们很容易产生各种精神压力，也很容易使交感神经持续处于亢奋状态。当人体长期处于烦躁状态时，睡眠会变浅，无论怎么补觉，依旧感觉身心疲惫。如果用仪器对这类人群进行监测，就会发现无论何时何地，他们的交感神经都处于过度兴奋的状态。

交感神经过度兴奋会引起血管收缩，全身的血液循环会受到影响，各项血液检查也会出现异常。如果我们持续处于焦虑的状态，血液检查就会提示此时的血液较为黏稠。

不仅如此，长此以往，人体会分泌大量的多巴胺等兴奋性递质，激素的调节功能也会出现各种问题，导致人体激素很难维持在正常水平之内。在这种情况下，人体容易出现各种严重甚至危及生命的疾病。

为了改善交感神经的过度兴奋状态，推荐大家积极摄取有助于抑制交感神经兴奋的营养物质，如重要的钙。钙除了是骨

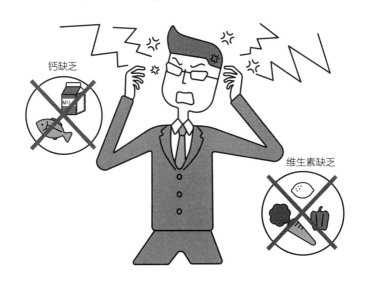

骼发育过程中必需的重要物质，还具有抑制神经过度兴奋的作用。

适量摄取钙和镁

除了小鱼干和沙丁鱼含有丰富的钙，菠菜、豆腐和乳制品都含有较多的钙。

在补充钙时，最好与维生素D一同服用，这样有助于钙吸收。蘑菇含有大量的

知识小贴士

摄入抗氧化物质可以改善自主神经状态

为了改善血液循环，提高自主神经平衡状态，建议多摄取一些可以让血液变得干净的营养物质——抗氧化物质。它们可以阻止身体发生氧化反应，避免身体"生锈"。这些物质包括 β 胡萝卜素、维生素C、维生素E和茶多酚等。

维生素D。

此外，纳豆、豆浆和豆腐这些豆制品中镁含量丰富，多吃杂粮和海藻也可以补充一些镁。制作豆腐时使用的卤水也含有镁。镁也具有抑制交感神经过度兴奋的作用。

钙和镁都具有稳定自主神经的作用，还可以有效缓解肌肉僵硬和酸痛。当交感神经过度兴奋而使自主神经处于紊乱状态时，血管收缩，毛细血管血流瘀滞，就会导致供应肌肉组织的血液循环受到影响，继而引起肌肉痉挛、肩周炎等不适。缓解肌肉痉挛要从改善血液循环开始，这么做有利于体内组织对氧气的摄取和利用。适量补充钙和镁可以改善血液循环，帮助组织器官运走体内产生的各种废物，从根本上改善肩周炎症状。

补充抗氧化维生素

自主神经处于紊乱状态还会引起皮肤问题，如粉刺、脱皮、毛孔粗大和皮肤干燥等，此时需要补充维生素A、维生素C和维生素E等抗氧化维生素来缓解以上皮肤症状。抗氧化维生素具有促进副交感神经兴奋的作用，有助于改善血液循环，可以有效提高皮肤细胞对于营养物质的吸收和利用。

猪肉中的B族维生素含量丰富，这些抗压维生素是稳定神经活性必不可缺的一组维生素。由维生素B_6构成的神经递质具有抑制应激反应的作用，可以有效缓解神经过敏和失眠等不

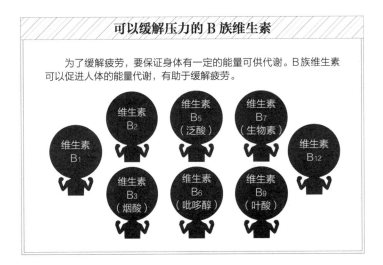

可以缓解压力的 B 族维生素

为了缓解疲劳，要保证身体有一定的能量可供代谢。B 族维生素可以促进人体的能量代谢，有助于缓解疲劳。

维生素 B_1

维生素 B_2

维生素 B_3（烟酸）

维生素 B_5（泛酸）

维生素 B_6（吡哆醇）

维生素 B_7（生物素）

维生素 B_9（叶酸）

维生素 B_{12}

适；青背鱼含有维生素 B_6。运动员和职业体育选手在比赛之前会吃富含 B 族维生素的猪肉和青背鱼，通过饮食让因比赛而兴奋的交感神经冷静下来。

一边用餐一边进行正念冥想有助于缓解压力，调节自主神经

｜关键词 > 正念冥想 ——

此时此刻才是现实

进餐时不要分心，专心致志地享受美餐才能增强免疫力，这是因为专心用餐有调节自主神经的作用。近年来，关于正念冥想的心理治疗方法越来越受瞩目。正念冥想的核心是不拘泥于对过去的后悔和对未来的不安，意识到此时此刻才是现实。通过这种简单的冥想方式，可以使人的内心得到平静。

如果吃午餐时注意力不集中，可以试着默默在心中复述自己正在做的事情——通过正念冥想来集中精神。

"现在我可以感受到迸发的肉汁和鲜美的酱汁正充分地混合在我的嘴里。"

"现在我正在细嚼慢咽地吃着好吃的东西。"

…………

这样一来，不仅可以避免在就餐时产生杂念，而且可以减缓进食速度，能仔细品味面前的食物。不知不觉地，杂念就不会再浮现在脑海中，心情自然也变得更加愉悦。

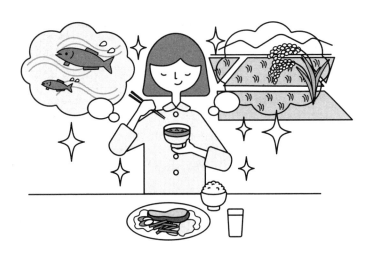

除此之外，还可以一边有意识地品尝美味，一边回想今天都做了哪些事情、度过了怎样的一天。用餐时进行正念冥想，不仅有助于缓解压力，而且可以提高人体的免疫力。

知识小贴士

集中注意力进行正念冥想，有利于调整自主神经状态

"现在空气正从鼻子吸入肺中，现在双肺正在膨胀……"我们还可以将正念冥想有意识地运用于呼吸运动中，去除多余的杂念，调节自主神经。

为了不在周末结束时心存遗憾，最好能提前做好计划

| 关键词 > 周末

周末不要过度放纵

想要度过一个有意义的周末，就要提前做好计划，不要等到周日晚上才发现"自己什么都没有做"，追悔莫及。"这几天什么都没干就过去了，好后悔啊。"怀着这样的心情躺在床上，不仅会导致睡眠质量下降，而且会让人感觉疲惫，使好不容易稳定下来的自主神经受到影响。为了不留遗憾，请开心地度过一个美好的周末，最好能事先做好计划，这样就更加从容了。

可以通过规划分区的方式提前安排，先决定周末必须做的几件事。对我而言，我在周末一般有两个重要的安排，分别是运动和整理家

知识小贴士

平日的睡眠不足，并不能通过周末睡懒觉来补足

因为平日睡眠不足，很多人会在周末睡懒觉。殊不知，睡得过多可能会使副交感神经过度兴奋，反而让身体更加疲劳；而且身体还会因此出现"时差"，导致免疫力低下。这一点尤其要注意。

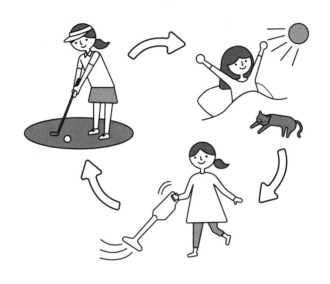

务。在运动分区，一般我会安排半天打高尔夫球。其余的时间以30分钟为限整理家务——安排扫除和收纳工作。如果不打高尔夫球，我就会多安排一些时间来整理家务。

在整理家务的时候，还可以有意识地锻炼身体。以这种方式来简单地安排周末时光，就不会后悔自己什么都没有做、虚度光阴了。

对着镜子微笑可以使副交感神经兴奋

借助微笑的力量

每天早上的自主神经状态会影响一天的表现。经常微笑有助于肠道蠕动，不妨养成每天在出门之前对着镜子微笑的好习惯，相信您能获益匪浅。

我不仅会在每天早上对着镜子微笑，平时也经常对着镜子来检查一下自己的状态。在出门去见朋友之前，我会在镜子前仔细观察自己的脸，调整好状态，微笑一下再出门。有时候我还会在桌子上摆镜子，随时观察自己的状态。

微笑会促进血清素分泌，让人感觉放松、幸福，缓解日常生活产生的压力。血清素还有预防疾病、增强淋巴细胞免疫活性的作用。

知识小贴士

上扬的嘴角能让人感觉沉着、冷静，遇到问题也会迎刃而解

要做的事情堆积如山，无论如何都不能冷静下来，此时不如试着微笑看看。这是因为嘴角上扬这个动作可以兴奋副交感神经，有助于缓解紧张不安的情绪。冷静之后再思考问题，也许就豁然开朗了。

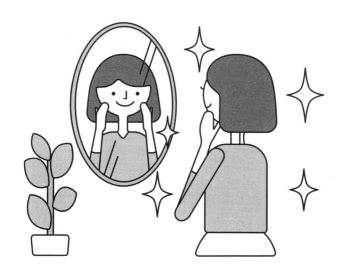

　　微笑的时候，仅仅是做出嘴角上扬这个动作，就可以激活下丘脑，促进副交感神经活化。所以即使是假装微笑，也可以产生一样的效果。如果可能的话，尽可能地在日常生活中保持微笑，笑容才是提升免疫力的特效药。

全身心地置身于大自然之中，有助于重置紊乱的自主神经

| 关键词 〉五感

放空大脑，刺激五官

当下我们置身于信息爆炸的社会，很难不让人产生极大的精神压力。作为现代人，我们很难扭转交感神经过于兴奋的自主神经状态，也很难通过调节副交感神经缓解压力。当自主神经的平衡状态被打破时，人体的免疫力就会随之下降。当我们被压得喘不过气、身心俱疲的时候，为了恢复身心状态，很好的放松方式就是通过刺激五感转换心情，放空大脑。

当我们被大自然包围时，紧绷的心弦就会自然而然地放松下来。其实人类本来就是自然的一部分，抽点时间让自己置身于山川、森林，或者去看看大海，从嘈杂的日常环境中解脱出来，是我极力推荐的重启身心的休闲方式。

当然，也不必特意为了亲近大自然而在难得的周末远足劳顿，有意识地亲近自然环境就可以达到同样的效果。可以用鲜花装点房间，借助鲜花的力量疗愈身心、调节自主神经的紊乱状态。如果闻到喜欢的花香或看到喜欢的花，人会一转疲态，

情绪低落的时候不如抬头看天

当心烦意乱、情绪低落的时候，不妨停下脚步，抬头看看天空。这样不仅有利于稳定自主神经，而且可以进一步放松身心。

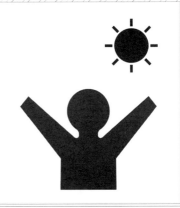

使放松效果加倍，因此在买花的时候尽量选择自己喜欢的鲜花。

在日常生活中留心观察大自然的变化

除了买花，也抬头看看天空吧，用心感受四季的变化，可以帮助我们转换心情，调整心态。

"真是难得的万里晴空啊！"单单仰望晴空也会使

知识小贴士

抬头看天空有利于摄取氧气

当我们置身于大自然之中想要放松心情的时候，不妨抬头看向天空。此时，我们的气道是舒展的状态，更利于摄取氧气，还能促进末梢血管扩张，以便氧气输送到全身各处。

213

人心情舒畅，将烦恼都抛在脑后。

清风拂面，春意盎然，还有那些在路旁默默绽放的花朵……每日疲于奔命的我们可能并不会太过留意这些变化。其实，只要外出的时候稍加留意，用心观察，就会发现大自然在一年四季里悄悄发生了变化。当我们放空思绪，感受当下，用心看着眼前的风景时，所有的焦躁不安都会烟消云散，身心也会得到极大的放松，就连副交感神经也自然而然地兴奋起来。

当我们"活在当下"时，亢奋的交感神经会松弛下来，自主神经的"天平"就会逐渐转向平衡状态。感受大自然，不仅可以帮助我们重启自我，而且可以让我们勇于向前看，以更积极的面貌迎接未来。

温泉胜地1日往返的短途旅行

在开启下面的话题前，先向大家介绍一个有趣的实验：我们安排受试者从东京前往温泉胜地进行1天1夜的短途旅行。在这一过程中，我们用监测设备连续记录24小时内受试者的自主神经变化。

大多数受试者在东京忙于工作，都积攒了不小的精神压力，监测数据也证实了这一点——几乎所有受试者的副交感神经数值都偏低。但是，当受试者在温泉胜地经过1天1夜的放松后，几乎所有受试者的副交感神经数值都出现了大幅上升，说明此次短途旅行的放松身心效果显著。

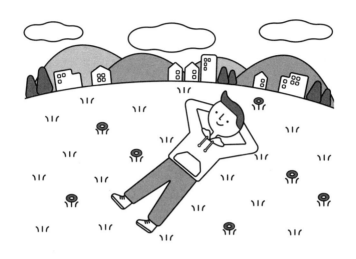

　　研究数据还提示，当受试者从东京出发时，呼吸节律多呈不规律状态；而当他们在温泉胜地放松之后，呼吸节律都有了明显改善。当副交感神经状态得到大幅提升后，受试者的自主神经状态也得到了明显改观。

　　其实，有的时候并不一定要出家门才能放松。当我们心烦意乱时，从窗口仰望天空也可以转换心情，让紧绷的神经放松下来。

倾听波浪声或用芳香疗法刺激五感，放松身心

| 关键词 > 芳香疗法

借助大自然的力量缓解压力

可以试着在日常生活中加入一些大自然元素，如相关的气味、声音和颜色等，借助大自然的力量刺激五感，调节自主神经，提高免疫力。气味通过嗅觉信号传递给大脑，再经过大脑边缘系统传递给下丘脑，就可以参与自主神经的调控了。由此可见，香氛的气味刺激更加直接，也更加感性。

香氛有助于缓解精神压力，调节心情。除了选择散发花香味道的香氛，还可以选择那些散发树木或草本味道的香氛（精

知识小贴士

沉浸在香气之中有助于放松身心

当注意力过度集中时，人的呼吸会变得浅快，交感神经占据主导地位，血管过度收缩，导致血液循环相对减缓。当浅快呼吸导致供氧不足时，大脑功能随之下降，免疫力也变得低下。此时，可以有意识地利用香氛散发的气味激发呼吸功能，这样做同时有助于放松身心，提升日常状态。

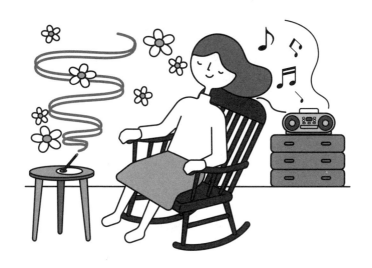

油)。有些香氛除了有放松身心的效果，还可以预防感冒或帮助使用者集中注意力。据我研究，柑橘类香氛可以同时提高交感神经和副交感神经的兴奋性，在促进全身血液循环的同时，它可以提高人体的免疫力。

另外，置身于大自然可以很好地放松自我。大海和天空的蓝色使人沉静，森林的绿色疗愈心灵。如果不方便远行，可以用音响播放小桥流水的声音。舒缓的波涛声可以帮助我们调节自主神经，也是我非常推荐的放松方式。

用稍高的水温泡澡可以温暖肠道，兴奋副交感神经后再就寝

关键词 > 泡澡

泡澡后再就寝

　　泡澡可以帮助我们舒缓一天的压力，同时有助眠的效果。此外，泡澡还可以帮助我们调节自主神经，促进肠道蠕动，具有提高免疫力的作用。为了更好地促进肠道蠕动，最好用"稍微热一点儿的水"泡澡，水温设置在39～40℃，泡澡时间控制在15分钟左右。

　　泡澡时，可以先将手脚这类远离心脏的部位泡进水中，用5分钟的时间适应水温、用热水淋湿后背，再用剩下的10分钟全身入水。这是较利于促进副交感神经兴奋和改善血液循环的入浴顺序。采用这种方式泡澡，既可以保存核心体温，又可以避免直肠温度过高。

　　出浴后建议就寝，这时的副交感神经仍处于兴奋状态，可以持续促进肠道蠕动。

　　除了可以消除水肿，泡澡还具有一定的减肥功效。当体温升高时，有助于改善寒凉体质。如果身心疲惫，想要快速放

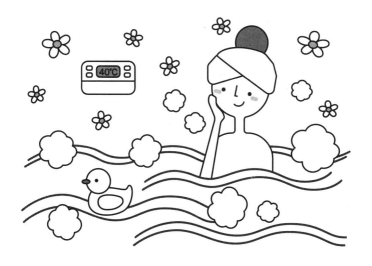

松，不妨痛痛快快地泡个热水澡再去睡觉。良好的睡眠质量有助于提高人体的免疫力。

知识小贴士

泡澡温度太高就会刺激交感神经，扰乱自主神经状态

很多人都喜欢在泡澡时把水温调到40℃以上，甚至调到42℃以上。但是，从医学角度来看，泡澡温度过高有一定的危险性。温度过高会强烈地刺激交感神经，扰乱自主神经状态。此外，泡澡时间过长还会引起脱水等问题，需要多加注意。

睡觉前不要使用手机或电脑，否则会引起交感神经兴奋

| 关键词 > 蓝光

睡前不要刺激自主神经和大脑

晚餐后的3小时是提高睡眠质量的黄金时间。在这段时间内，最好避免使用手机和电脑。这是因为手机和电脑发射出来的亮光（蓝光）会刺激交感神经，使人更难进入深度睡眠，影响睡眠质量，出现"身体很累但是怎么都睡不着"的情况。即使睡着了，也会因为睡眠质量低下而出现"睡眠浅"或"夜里醒好几回"的恼人问题。此外，还会影响自主神经状态，导致肠道功能不足和免疫力下降。

睡前不看手机和电

知识小贴士

睡前看社交网络会扰乱自主神经状态

浏览社交网络的时候，一定会接收到一些"并不想知道的信息"，可能还会产生一定的厌恶情绪，这些都会给我们造成一定的精神压力，扰乱自主神经。虽然不能完全避开社交网络，但我们最好在入睡前尽量避开。

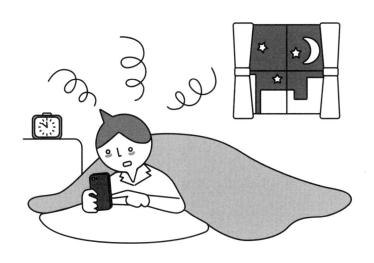

脑的另一个好处是大脑在睡前不会被社交网络上不必要的信息打扰。通常我们在入睡后，大脑会将今日接收到的信息进行排序处理。如果睡前接收了太多无用的信息，不仅会刺激交感神经，而且会影响大脑处理信息的能力。

最好在晚上 12 点之前入睡，因为晚上 12 点左右正是副交感神经兴奋性达到鼎盛的时期。细心呵护我们的睡眠质量，不仅有利于稳定自主神经，而且可以提高人体免疫力。

身边堆积的东西越多，无形之中带来的压力更大。试着少买一些东西，也许会轻松不少

小林弘幸

日本顺天堂大学医学部教授

| 第 4 章 |

从今天开始实践吧!

有益于自主神经的好习惯

在日常生活中,如果能养成有益于自主神经的好习惯,不仅能促进全身血液循环,活化全身细胞,而且能使身心更加愉悦。请大家试一试!

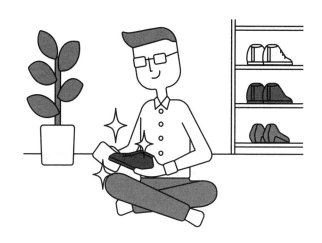

缓慢地进行深呼吸，可以瞬间稳定精神状态

| 关键词 > 末梢血管

呼吸暂停时末梢血管内的血流速度也会减缓

在收拾一新的房间里，我会不由自主地放松下来，还会无意识地减慢呼吸频率，进行深呼吸。在做深呼吸的时候，副交感神经兴奋，帮助我的整个身心都冷静下来。为了解开呼吸与人体的医学奥秘，我开始了在自主神经领域的临床研究。随着科学的进步和监护设备的不断开发，我们有机会对呼吸运动进行更深入的研究，也从医学角度了解到呼吸对人体究竟产生了哪些影响。

曾经在很长的一段时间里，我们都无法对末梢血管的血流速度和血流量进行科学测量，而目前对监护设备的开发使这种不可能变成了可能。现在的监护设备已经可以轻松测量末梢血管的血流速度和血流量，为科研论文的撰写奠定了实验基础。

在利用设备进行研究时，令我惊讶的是，停止呼吸的瞬间，末梢血管内的血流速度也一同减缓。这一结果更加坚定了医学界的"呼吸会在瞬间对人体产生影响"的理论猜想。这也与古人

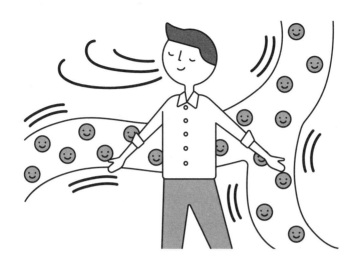

"呼吸关乎生命健康"
的说法不谋而合。

通过兴奋副交感神经放松肌肉

　　虽然大家都说调整呼吸有利于身体健康，但是，此前并没有明确的医学解释阐明其中的道理。全新的监护设备及简单明了的监测数值让我们对这一说法有了

知识小贴士

在做外科手术时，如果年轻医生太紧张，呼吸急促，缺氧了怎么办？

　　我经常会碰到刚接触手术的年轻医生因为太紧张、呼吸急促而出现缺氧的状况。这时候，那些高年资医生会"啪"地拍一下年轻医生的后背，让年轻医生尽快从紧张状态中解脱出来；同时提醒年轻医生深呼吸，找回正常状态。此时年轻医生会发现，自己已经回过神来，就连头脑也跟着活跃了起来。

更深刻的理解。

在心平气和的时候，呼吸会自然而然地变得又深又慢；而在心烦意乱或怒火中烧的时候，呼吸就会无意识地变得又浅又快。如果按照呼吸频率来计算，当我们心平气和的时候，呼吸频率在每分钟15～20次；而当焦虑紧张的时候，呼吸频率会达到每分钟20次以上，甚至更高。两者的数值差距，足以对自主神经的平衡状态产生影响。

如果有意识地进行深呼吸，就可以较快地冷静下来。这是因为深呼吸有助于提高副交感神经兴奋性，促进血管扩张，增加末梢血管的循环血流量；还可以使肌肉放松，缓解肩颈不适，帮助身体达到放松状态。这就是深呼吸可以缓解紧张情绪的原因。

当交感神经由亢奋状态转为抑制状态时，最显著的变化是肌肉呈现放松状态。这是因为在自主神经的调节下，良好的血液循环可以帮助肌肉更好地松弛下来。也就是说，我们可以有意识地通过调节呼吸来改善自主神经状态，更好地放松身心。

劳动

我们在干净、整洁的空间内会感觉放松，还会不自主地进行深呼吸。

反之，如果周围环境杂乱不堪，我们可能会不自觉地感到不适，呼吸也会不自觉地变得浅快，这样就会影响自主神经的

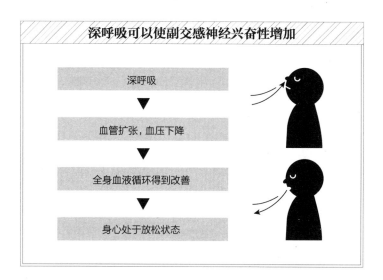

平衡状态，身心状态也受影响。

　　因此，如果我们通过自己的劳动，把周围环境变得干净、整洁，不仅可以改变呼吸状态、调节自主神经，而且身心状态也会更加健康。

做好第2天的准备工作再去睡觉，可以遏制扰乱自主神经的"元凶"

—— **关键词** > 准备工作 ——

养成收拾房间的好习惯

随着研究人员对脑科学和分子生理学的不断探索，已经有越来越多的研究证实，精神压力会给身心带来不良影响。在所有能够帮助缓解压力的妙方里，收拾房间无疑是最简便的方法——干净、整洁的空间可以帮助人们有效地缓解精神压力。当压力得到缓解时，副交感神经会变得兴奋，既调节了自主神经，又可以减轻身体的各种不适症状。进一步讲，在心情愉悦的情况下，当副交感神经兴奋时，胃肠功能得到了改善，人会充满活力而不易疲劳，注意力也会更加集中。当免疫力提高后，人也不易感染疾病。

与收拾房间同理，另一个缓解压力的妙方是提前做好第2天的准备工作。提前确认好行程、决定第2天要穿的衣服、再次确认背包和钱包……这样做可以避免第2天出现手忙脚乱的情况。准备物品时还要注意，尽量选择方便存取物品的背包和钱包，而且钱包里最好提前准备一些现金以备不时之需，同时保持钱

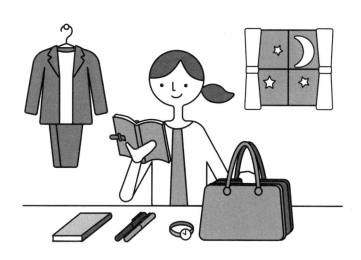

包整洁。

　　在准备物品的时候，每一件物品最好都有一个固定的存放地点，这样就不会在第 2 天手忙脚乱地找不到东西，还能提前预防临阵慌乱犯错的行为。最后安心入睡，不慌不忙地迎接第 2 天的到来。

知识小贴士

精神压力过大会损伤脑细胞，增加患抑郁症的风险

　　精神压力过大会引起皮质醇分泌增多，损伤脑细胞。当脑细胞受损时，罹患痴呆和抑郁症的风险就会大幅增加。精神压力过大会危害人体健康，严重时甚至危及生命。

养成"坐不如站，站不如走"的习惯，有助于提高免疫力

| 关键词 > 缓慢蹲起运动

抽出时间锻炼身体

长时间坐着会降低人体的免疫力，易衰老，还容易诱发各种疾病。闲暇时不妨站起来活动一下，有利于促进全身的血液循环。这个时候我推荐的运动是缓慢蹲起运动。在可接受的范围内缓慢地进行蹲起运动，不仅可以锻炼腹肌，而且可以锻炼盆底肌群。通过运动，不仅可以调节自主神经，而且可以提高身体的基础代谢率。缓慢蹲起运动的另一个好处是不受场地限制，也不需要器械辅助，就能达到锻炼全身的效果。

在做这个运动的时候，要保持正确的下蹲姿势。如果姿势不标准，不仅不会起到锻炼身体的作用，而且可能引起膝盖痛和腰痛。正确的姿势：双脚打开与肩同宽，双手交叉放在脑后；伸展后背，一边缓慢吐气，一边慢慢下蹲至膝盖弯曲90°，注意膝盖不要过度弯曲；然后一边慢慢吸气，一边缓慢伸直双膝，直至恢复直立姿势。如果不易保持身体平衡，可以手扶椅背或桌子保持平衡。

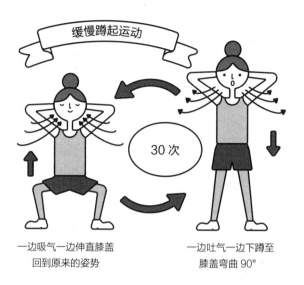

缓慢蹲起运动

30 次

一边吸气一边伸直膝盖
回到原来的姿势

一边吐气一边下蹲至
膝盖弯曲 90°

　　每天早晚下蹲30次。有空的时候多做缓慢蹲起运动，不仅可以锻炼身体，而且可以转换心情。

知识小贴士

避免久坐，可以延长寿命

　　瑞士相关研究提出，如果避免保持长时间的坐姿，端粒长度会更长，预示着寿命也可能延长。世界卫生组织（WHO）对于久坐曾发出警告，因为久坐不仅与糖尿病和癌症具有一定的相关性，而且可能诱发心血管疾病。

奉行简单的生活方式有助于调节自主神经，还可以让人生大放光彩

关键词 > 简单生活

有时候选择过多也会造成一定的困扰

近年来，极简主义越来越受到关注。从调节自主神经的角度来看，视野里出现的东西越多，越会让人产生精神压力。由此看来，极简主义的生活方式的确非常值得借鉴。

很多时候，太多选择反而会造成困扰。在房间里，各种各样的饰品和物品挤在一起，每天都要花心思挑要穿的衣服……难免会让自主神经受到干扰，在这样一个繁杂的环境中也很难恢复过来。

随着人们生活水平的不断提高，物资变得越来越丰富。但越是在这样复杂的社会环境中，越有人渴望简单的生活方式。

如果想要创造一个有利于稳定自主神经的环境，让身体充满活力，我在此建议大家选择极简生活。

整理过去的物品

自主神经的状态不仅受到作息不规律、暴饮暴食和精神压

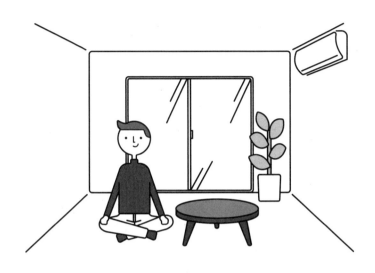

力的影响，年龄增加也会对自主神经造成影响。男性年龄达到 30 岁、女性年龄达到 40 岁后，副交感神经兴奋性就会逐渐下降，更容易出现更年期障碍和各种生活习惯病，还更容易出现抑郁症等精神疾病。

不论性别如何，随着年龄的不断增加，大多数人都会体会到"简简单单才是

知识小贴士

我会心怀感激地把用完的钢笔处理掉

我会心怀感激地把陪伴我一年的钢笔处理掉。就连日记本也是，用完之后我也会心存感激地把它们处理掉。它们已经完成了使命，感谢它们的陪伴。从头再来，也许生活会有另一番风景。

真"的道理。本书的初衷也是想为那些在物欲中迷失自我、希望尽快缓解压力的人士提供一些帮助和建议，从各个角度为大家介绍一些有益于自主神经的好习惯，希望对大家有所帮助。

在整理物品的时候，重要的一点是"不要留恋过去"。只有抛开过去，面向未来，才有利于调节自主神经，让未来的人生大放光彩。

不要被过去的事物牵绊，尝试放手。为了让人生再次大放光彩，与承载过往的这些"旧物"好好道别，感谢它们陪伴着自己度过了一段美好的时光，这才是面向未来的生活之道。

处理旧物件时留恋不舍是扰乱自主神经状态的大敌

珍惜身边的物品并将物品的价值发挥到极致，才是维持极简生活的核心理念。

不论有多少件衣服、多少个小物件，只有我们真心喜欢的物品，才会一直留在身边。穿着自己喜欢的衣服，心情也会不自觉地好起来——"啊，经常用的东西就是顺手。""这是我最喜欢的钢笔，每天我都会带在身边，陪着我一起大展身手。"也正是因为这些东西自己非常爱惜，所以在丢掉的时候难免会格外心疼，此时容易产生极大的精神压力，而这种难以割舍的情感是扰乱自主神经状态的大敌。

这个时候，不妨让我们换一种思考方式。相比悲观的分离情绪，不如让我们反向思考一番，告诉自己它已经完成了全部

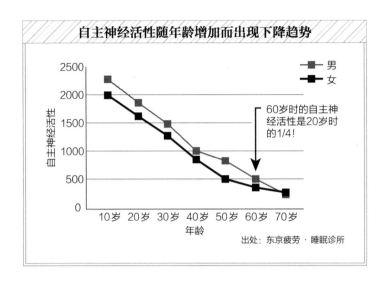

自主神经活性随年龄增加而出现下降趋势

60岁时的自主神经活性是20岁时的1/4!

出处：东京疲劳·睡眠诊所

使命，这样想我们的心里会好受一些，在处理物件的时候能更加从容。需要牢记在心的是，整理收纳是有利于稳定自主神经状态的方式。当我们面对干净、整洁的环境时，身心表现也会更加优秀。

冷饮不仅会增加肠道负担，还会让人烦躁不安、情绪低落

—— **关键词** 〉**寒冷** ——

盛夏时节也不要贪凉

温热的饮料和食物有助于兴奋副交感神经，帮我们更快地放松下来。因此，最好能养成不喝冷饮的习惯，而且冷饮会加重胃肠负担。

在日常生活中，我也会多加注意，尽量不喝冷饮，早上只喝清水或像咖啡和茶这样的热饮。夏天如果实在想吃冷面这类食物，尽量不喝汤，在饭后喝杯热茶，让胃肠尽快温暖起来。

寒凉是健康生活的大敌，对肠道功能而言亦是如此。大约95%的血清素是由肠黏膜分泌而来的，它们能

知识小贴士

洗澡可以改善肠寒症状

肠寒是威胁肠内环境的大敌，也是引起便秘的主要原因。为了改善肠寒症状，最好的方法是让身体尽快暖起来，用39~40℃的热水洗澡可以有效提升人体的核心体温。养成每天洗澡的好习惯，可以显著缓解肠寒症状。

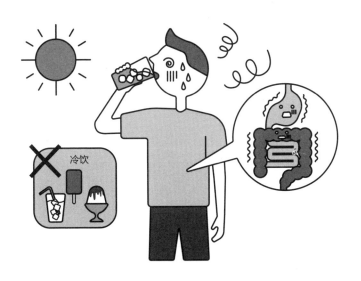

让我们感觉幸福、快乐。在冷饮的刺激下，肠道功能或多或少会受到影响，血清素也会随之减少分泌。

寒冷刺激不仅会减弱肠道功能，而且会影响血液循环，使血清素的分泌进一步减少，我们会更容易感觉疲惫和烦躁。美国研究学者早在1984年就针对"冬季抑郁症"进行了报道，肠道受寒可能就是引起这一疾病的原因之一。

将不常穿的衣服断舍离，有助于稳定自主神经的平衡状态

| 关键词 > 衣柜 |

减轻压力，从整理衣柜开始

"每次打开衣柜，衣服都多到冒出来"，每每遇到这种情况，的确会让人眉头紧锁。我虽然在几年前就意识到了这个问题，但是，直到50多岁我才真正意识到问题的严重性。当时我正因为紧张的人际关系而焦虑，自主神经处于最差的状态。那时的我正准备"重启人生"，想要尽快斩断这种恶性循环；而当我环视四周，除了"工作和人际关系"，还有什么是最让我感到透不过气的呢？最先想到的就是我每天被大量琐碎的事物包围着，无处藏身，但"衣柜里虽然堆了很多衣服，却永远都找不到我想穿的那一件"这件事，恐怕是最让我头疼的。我每天都要为了准备第2天上班要穿的衣服而在衣柜前焦头烂额。看看，除了错综复杂的人际关系和压力满满的工作日程，我还要被这些杂事消磨意志。

诚然，买东西确实可以带来快感。但是，蓦然回首，我却发现衣柜里已经堆了太多穿不完的衣服。

冲动消费会扰乱自主神经的原因

冲动消费

情绪突然高涨＝交感神经突然兴奋

副交感神经兴奋性下降

交感神经呈现过度兴奋状态，引起副交感神经兴奋性下降，影响全身血液循环，导致胃肠功能减弱

满足购买欲的瞬间确实可以带来好心情，但原本为了缓解压力而"买买买"的放松方式，到头来却因为买了太多不该买的东西变成了压力来源。这个时候就会真切地感受到，原来"冒出来"的这些衣服都"压"在了自己的身上，"压"得自己透不过气。

知识小贴士

每年更新一次衣柜，可以最大限度地保持新鲜感

每次新年伊始，我都会重新整理一次衣柜，心怀感激地将旧衣物处理掉，再购买5套西装和10件衬衫。每年的这个时候，我的自主神经都处于最佳状态。

想要穿搭更时尚，反而不需要那么多衣服

当我想通过整理衣柜调节自主神经时，我体会到了前所未有的改变。

虽然我只准备了5套西装和10件衬衫，但是我越来越体会到"简约即时尚"的道理。

我大概花了1年的时间用经典的黑色西装逐渐替换了之前买的灰色和藏青色西装，当我穿着这些黑色西装时，我感觉压力也随之消失了。对于完全没有时尚感的我而言，我终于不用再为选择穿什么颜色的西服而举棋不定了。

还有另外一点让我倍感意外，虽然我只有5套西装，但竟然变得时尚了起来，我在各种场合游刃有余。我本来以为衣物数量越少，时尚就离我越远，没想到即使是单调的黑色，当搭配不同颜色的手绢或围巾时，也能让我变得与众不同。随着杂物越来越少，我的内心也变得更加从容，再也不会为搭配而苦恼了。当衣柜收拾妥当后，我的精神状态比原来更加饱满，穿衣风格也变得更加时尚。

整洁的衣柜有助于保持良好的自主神经状态

就像"法国人的衣柜里只有10套衣服"这种生活状态一样，简约而不简单的生活方式可以帮助我们维持稳定的自主神经状态，值得学习和参考。

以前的我总会担心"10套衣服怎么够"，而现在的我觉得，

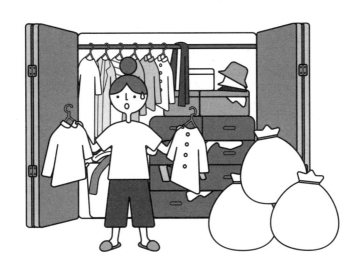

法国人的这种生活方式确实非常棒。

　　对衣物、鞋靴做取舍是最有利于调节自主神经的一种方式。

　　当我开始实践这一方法的时候，我发现，我的生活状态很快就有了翻天覆地的变化。

平价西装和衬衫只穿1年，有助于缓解压力

| 关键词 > 平价正装

修养身心的小窍门

现在市面上有很多物美价廉的西装和皮鞋。平时我也只会买20000~30000日元（1000~1500元人民币）的职业西装，这是因为不买太过昂贵的东西，不仅可以调节自主神经，而且能起到修养身心的作用。

我在三四年前为了搭配西装而挑选领带时总会特别苦恼，觉得无论哪条领带都不能很好地衬托西装。不仅是领带，就连西装和衬衫要怎么穿搭都让我犹豫不定。来来回回试装几次都不满意不说，还白白浪费了宝贵的时间。当我下定决心想要找出其中的问题时，我发现，其中很大一部分原因是我买了太多我并不需要的衣服。

我发现男性服装无论多么耐穿、多么高品质，只要经过两三年就会落伍，最后被遗忘在角落里再也不会碰了。也是这个缘故，我给自己定下了"每年只买5套西装和10件衬衫，价格要合理，第2年的时候换新衣服"的规矩。

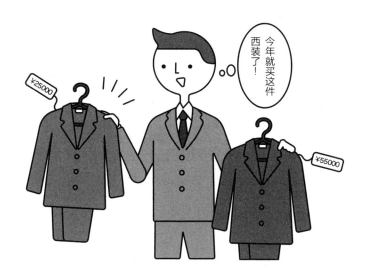

尽量减少复杂的衣物搭配

我每天都需要穿西装上班，即使是这样，也只需要准备5套西装就足够了。这5套西装可以是2套黑色的、2套灰色的和1套带条纹图案的，这样就基本可以满足日常需求了。如果5套都是黑色的，就

知识小贴士

保留一件质量上乘、剪裁合体的衣服

着装要考虑时间、地点和场合。我会长期保留一件得体的好衣服，应对电视台采访或参加婚礼，不用每年都换新的。这件衣服其实每次穿着的时间都不长，只保留1年的话有些可惜。

完全不用为如何搭配而烦恼了。

出门诊的时候，我经常会在白大褂里面穿衬衫，5件衬衫显得捉襟见肘。1年准备10件左右的衬衫，就可以轮替着穿搭了。

当我这么做了之后，我发现，自己再也不用每天为搭配衣服而发愁了。不仅节省时间，而且不会让我产生过多的心理压力。我再也不像以前那样站在镜子前，"这也不对，那也不对"地唉声叹气了。不仅如此，我现在的衣品也更加精练考究，再也不像以前那样——虽然每季都去买新衣服，但又因为不知道怎么搭配而把衣服晾在一旁。

扔掉价格昂贵的衣服会让人有压力

上述小窍门不仅可以帮助我们缓解生活中有关衣服的绝大多数精神压力，而且可以帮助我们提高副交感神经兴奋性，使被扰乱的自主神经稳定下来。长此以往，我们的身心会变得健康，事情也会朝更好的方向发展。

要想灵活使用这个窍门，最重要的两点在于买衣服时要注意"高性价比"和"扔了也不心疼"。就像前面介绍过的那样，"尽量不增加物品的数量"，只保留"5套西装和10件衬衫"。在此基础上，如果挑选的是"高性价比"和"扔了也不心疼"的衣服，减压效果更好。

小窍门的核心思想就是"处理东西的时候不会产生压力"。如果买了价格昂贵的衣服，只用了1年肯定舍不得扔掉——"当

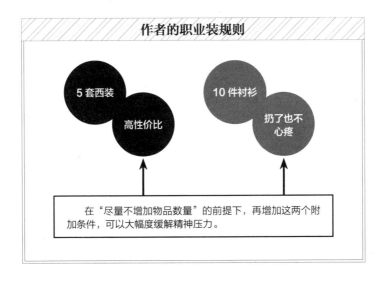

作者的职业装规则

5 套西装　高性价比

10 件衬衫　扔了也不心疼

在"尽量不增加物品数量"的前提下，再增加这两个附加条件，可以大幅度缓解精神压力。

初我可是花了大价钱买的，现在就这么扔了太可惜了。"如此犹豫不决，就会产生不必要的精神压力。

在年初心怀感激地将生活小物件"除旧迎新"，可以帮助我们转换心情

关键词 > 生活小物件

佩戴新换的眼镜可以促进副交感神经兴奋性

在整理衣柜的时候，较不容易收拾的就是领带、腰带、鞋子和眼镜等小物件。在取舍的过程中，最好保留那些样式经典且质量好的小物件。在整理西服和衬衫的时候也遵循一样的原则。新年伊始，大扫除的时候只保留必要的衣物和杂物即可，其他的不如就让我们心怀感激地处理掉，这样有利于稳定个人的自主神经状态。

保留小物件的时候，可以按照5条领带、5条腰带、5双鞋子、3副眼镜这样的数量进行取舍。选择的时候还要参照"以后是否会用到"这个原则来定夺。

我在选眼镜的时候，就会选择平价品牌，用满1年之后扔掉再买新的也并不觉得可惜。每天戴眼镜的时候都会有新鲜感，就算每年都换新的，其实也是一笔十分划算的开支。

经常更换一些身边的小物件，就会有焕然一新的感觉，而这种新鲜感可以兴奋副交感神经，有利于调节自主神经。除此

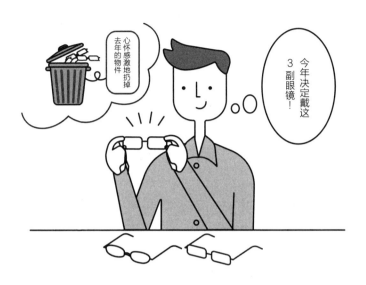

之外，这样做还有助于振奋
精神，提高我们的日常工作
表现。

知识小贴士

昂贵的眼镜

就算买了一副昂贵的眼镜，
在用了一周之后也会像对待普通
眼镜一样不那么爱惜了。倒不如
购买平价眼镜，即使经常更换也
不会舍不得。

冲动消费不仅会引起交感神经的突然兴奋，还会显著破坏自主神经的平衡状态

| 关键词 > 购买欲

通过劳动调节自主神经

无谓的消费只能徒增烦恼，而且随着东西越堆越多，还会扰乱自主神经状态。

在冲动消费的时候，情绪会突然高涨，这种亢奋情绪就会兴奋我们的交感神经。

就像跷跷板的两端，交感神经突然兴奋会引起副交感神经兴奋性下降。当交感神经受到刺激而过度兴奋时，会引起副交感神经过度抑制，导致全身血液循环恶化，胃肠活动减慢，人体解毒功能也会

知识小贴士

整理家务的时候提醒自己不要冲动消费

之所以叫"冲动消费"，是因为这种消费是具有冲动性的，是缺乏冷静判断而做出的决定。这种心态必然会打破自主神经的平衡状态。整理家务时，面对堆积如山却根本用不上的东西，会让我们深刻认识到这些都是冲动消费积攒下来的"恶果"。

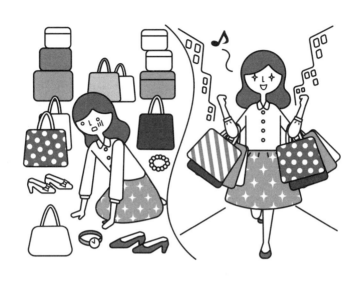

因此而下降，各种废物更容易堆积在体内。受此影响，身心状态也会出问题。

　　购物时一定要有明确的目的。时刻提醒自己，不要漫无目的地逛街，这样并不能排解烦恼。此时抓紧时间劳动一会儿，可以稳定自主神经。

慢即是快，1秒能完成的事用2秒来慢慢做

| 关键词 > 慢慢做

不要慌张，慢慢来

自主神经的容错窗口其实非常窄。当外部环境如季节或环境发生变化，或者内部环境如饮食起居发生变化时，都会对自主神经产生一定的影响，其中对自主神经影响最大的当属个人的精神状态。

如果手忙脚乱地东奔西走，被时间追赶着前进，内心容易变得焦躁不安，可能引起交感神经兴奋性增加，甚至亢奋，导致自主神经的平衡状态被打乱。

我们身处于这种状态之下，不仅呼吸会变得浅快，血液循环也会受到影响，导致身心状态变差、免疫力降低。此时，大脑也会受到影响，思考能力和判断能力受限，导致人体出现很多不应该出现的错误。当我们因为出错而情绪紧张的时候，还会进一步影响自主神经的状态。

现代人大多生活节奏很快，感觉每天的时间都不够用，这种紧张情绪更容易导致交感神经处于持续兴奋的状态。这个时

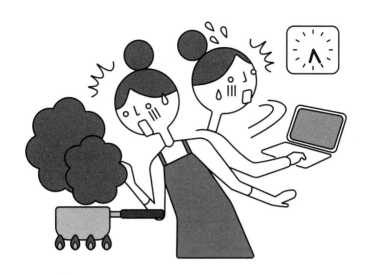

候反而需要我们慢下来，气定神闲地专注于眼前的事物，通过自然而然地减慢呼吸频率，使副交感神经重新兴奋起来，让自主神经重回平衡状态。

预留30分钟的准备时间

当我们焦虑、烦躁

知识小贴士

我在英国留学的时候，印象最深刻的一句话就是"after you（您先请）"

　　我在英国留学的时候，常听到的一句话就是"after you（您先请）"。"您先请"这句话在日本却不怎么常听到。这句话的魔力就在于，它不仅能抚平我们焦躁的情绪，而且能让"暴走"的交感神经平复下来。推荐您在平日里也可以用一用，一起体会这句话的魅力。

的时候，大脑的思维也会受影响，还会时不时地产生很多负面想法。当我们心平气和地处理事情的时候，副交感神经兴奋性提高，我们可以更加冷静地思考问题，做出正确的判断。

在心烦气躁的时候，不妨有意识地放慢动作，调整自己的节奏，不要被事情牵着鼻子走。如果实在不知如何是好，那么试着将可以1秒钟完成的动作用2秒钟来完成，尽量将做事的时间拉长。

在时间紧迫的早晨，更需要我们下意识地"以慢为快"。尽量早起一些，镇定自若地刷牙、吃早餐。在上学或上班的路上也不要过于慌张，试着让步伐稍微慢一些，以饱满的精神开启全新的一天。这种从容不迫的行事方式可以帮助我们调节心情，让浮躁的内心逐渐沉静下来。如果自主神经处于稳定状态，还能提高人体免疫力。

为了不让紧张和焦虑情绪破坏自主神经的稳定状态，最好能在事前预留30分钟的准备时间。提前30分钟出门、提前30分钟起床，这样不用匆忙赶车。其实这并不是一件难事，这短暂的30分钟会让我们更加从容。即使出现异常天气和交通事故，也可以冷静面对，不会被临时状况打乱阵脚。

失败的时候也不要着急

当我们内心留有余地时，就不会手忙脚乱。不仅对时间更有把握，而且会在餐厅入口一边微笑，一边从容地礼让他人。

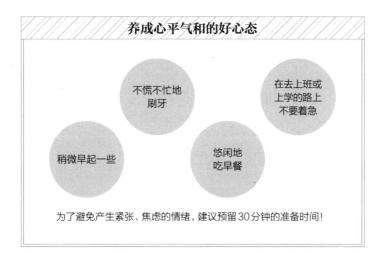

谁都有失败的时候，任谁都会心有不甘，但是，对于过去的失败，无论怎么烦恼都无济于事，不如朝前看。为了不让失败搅乱自己的内心和自主神经状态，有意识地减慢动作，调整呼吸。

当我们感到紧张不安时，也可以有意识地进行控制——挺直后背，缓慢进行深呼吸，以此降低呼吸频率，进而调节自主神经状态，使免疫力不受影响，也不易感染疾病。

出门拿鞋时看到摆放整齐的鞋，也能让自主神经维持平稳状态

| 关键词 > 鞋柜

不要在清早就引起自主神经紊乱

真正喜欢鞋的人会定期保养鞋，还会将鞋柜里的鞋按照"经常穿"和"必要场合穿"这样的分类来进行整理。我知道我并不是一个会自己保养鞋的人，所以在买鞋的时候，我会挑选自己喜欢、耐磨且价格控制在20000日元（1000元人民币左右）以下的鞋。看到那些鞋整整齐齐地放在一起，也会让人神清气爽。

和整理衣物一样，可以按照不同需求准备5双鞋，穿够一年之后处理掉再重新买新的。这样就不会像以前一样，每当打开鞋柜的时

> **知识小贴士**
>
> 对于容易产生压力的人而言，整理鞋柜能起到放松身心的作用
>
> 如果现在压力满满却又无处释放，不妨按照"只保留那些能穿的鞋"的原则来彻底给鞋柜做个大扫除吧。当乱糟糟的鞋柜在你的整理之下变得井然有序时，会非常解压，你也会感到非常满足。

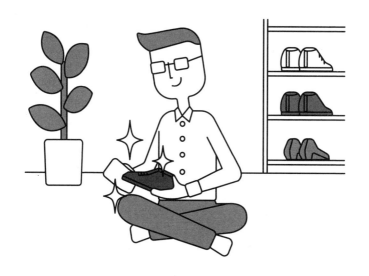

候，面对满满当当的鞋却因为不知道应该穿哪双而感到焦虑，如今从5双鞋中挑1双就简单多了。

　　为了稳定自主神经，要给早上预留一定的"悠闲时光"。如果在清早已穿戴整齐，临出门时却因为慌乱地找鞋而扰乱自主神经，那么这一整天都很难将状态调整过来。如此看来，保持鞋柜整洁对于稳定自主神经也是非常有必要的。

整理办公空间的时候，可以每天划定一个范围，花半小时整理

│ 关键词 〉桌面

交感神经状态突然变化，会导致自主神经的"天平"倾斜

在整理家务的时候，心情会变得开心，自主神经状态也会趋于稳定。这是因为我们在收拾的时候会自然而然地进行深呼吸，进而对自主神经产生影响。

人们常说"整理家务就是整理心情"，其实是有一定的科学依据的。

收纳其实也是有小窍门的。对我而言，每天都会有大量的资料和物品送到我的办公室，想要一鼓作气将书房和办公桌都收拾干净的确不是一件轻松的事。我每天会划定一个范围，用30分钟左右的时间来整理，而不是堆到最后再一起收拾。这是我的收纳秘诀，也是有助于调节自主神经的小诀窍。

当我们下定决心想要一鼓作气将东西全部都整理完时，无形之中给自己增加了压力，而且整理时的周围环境改变也可能让自己感到些许不适。如此一来，交感神经处于亢奋状态，而副交感神经兴奋性下降。本来想通过整理家务来调节自主神

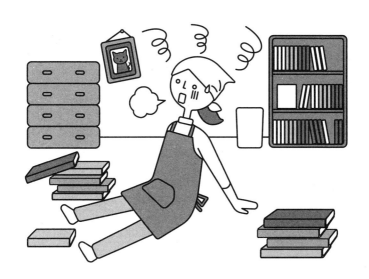

经，结果反而造成了自主神经紊乱。因此，我建议控制整理时间，慢慢来。

每天保证 30 分钟的整理时间

你是不是也有这样的经历？本来想将整间屋子都收拾一遍，结果很快注意力就不能集中了，不知道哪些东西该扔，哪些东西不该扔，

> **知识小贴士**
>
> ### 电脑资料同样需要定期整理
>
> 虽然我的办公室现在已经调整成了理想状态，但我迟迟没有对电脑资料进行整理。我希望能够建立一套属于自己的整理方案，在需要数据的时候能立刻找出来。但是从目前的进度来看，还达不到这个理想状态。这是我接下来需要突破的一个重点。

在犹豫不决之间白白浪费了宝贵的时间；或者好不容易鼓起勇气准备收拾，一看到堆满的杂物，顿时失去了动力，任由屋子继续脏乱下去。

人的注意力最多可以维持一个半小时，超过这个时间就难以集中，所以我每天会提前将整理区域进行划分，抽出30分钟的时间收拾划定好的部分。虽然我的办公室并不大，但想一口气全都收拾完也不太现实。每天花一些时间慢慢整理办公室，每天只整理一部分，积少成多，就能把办公区域逐渐收拾干净。环境在一点点变好，也不会让自己筋疲力尽。

大家来到我的办公室的时候，都会惊呼："一点儿都不像医学教授的办公室！"这是因为和其他教授的办公室不同，我的办公室非常整洁，书架上的医学书和医学资料并不多，这些都是我整理后的效果。

每天下午3点左右整理房间

在按照上述诀窍整理房间之后，我发现，与之前相比，我的办公室可谓焕然一新，真正改造成了有利于稳定自主神经的办公环境。桌上只留下一支笔，其余不必要的物品统统收拾干净。虽然分区整理这个诀窍并不一定有多颠覆，但它是一个让我稳定自主神经状态、保持心情愉悦的妙招，对我来说是有重要意义的。

另外，每天抽出一定的时间整理房间还有一个好处，就是

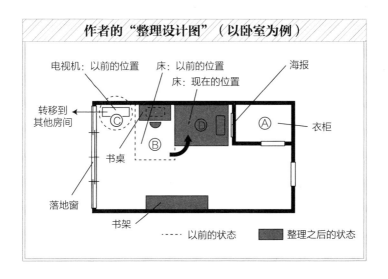

可以为生活带来一定的规律感。我在每天下午3点左右都会感觉特别疲惫，面对堆积如山的工作也会有些许无力感。如果这个时候不慌不忙地按照计划整理房间，我能获得掌控感，同时让紧绷的大脑稍事休息，真切地体会到状态在逐渐恢复。

确定一个收纳规则，按照规则整理书籍、杂志

给书架留些空间

作为医学教授，我每天都要接收大量的资料，还有各种关于我的研究课题——自主神经的相关著作和发行刊物。

如果都留下，恐怕我的办公室里很快就会堆满各种书籍，毫无下脚之处。

但是，在整理之后我发现，我的书架不仅变得整整齐齐，而且留有一定的空间。

不仅是大学办公室，我家的书房里也有一个比我身高略高、六七层的书架。书架的每层并未装满，留有一定的空间。

每当有人来我的办公室，看到书架上还有空间时，他们都感到十分惊讶。对我而言，正是这些留白空间，帮助我调整了自主神经状态，最大限度地提高了我的日常工作表现。

设定规则，只保留必需资料

因为我喜欢看书，所以每当看到摆放得整整齐齐的书时，

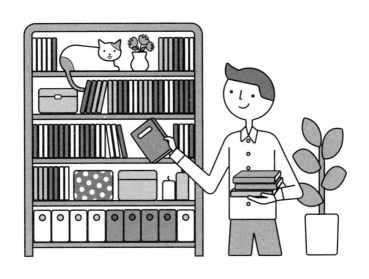

我都会感觉特别满足。喜欢看书的人，他们的家里几乎都会放置"顶天立地"的书架。但是，对于工作场所而言，书架要最大限度地节省空间，换句话说，就是要提高书架的储存效能。

在整理书籍的时候，重要的一点就是只保留"必备书"和"还会用到

知识小贴士

为了激励自己，在书架上只摆放荣获"销量冠军"的书籍

那些销售量在 100000 册以上的书籍，都是我引以为傲的成果，因此，我会在书架显眼的位置为这些书设置一个展示空间。这样的话，每当我看向书架，都会激励自己再接再厉，努力创造出新的"冠军"书籍。

的书"，其他的统统处理掉。

只要遵循这一点，哪怕日后还有书籍要存放，都可以轻松应对，而且不会占用过多空间。以我个人为例，我是按照以下规则储存书籍的：

1. 对于自己撰写或参与主编的书籍，只留1册，按发行顺序摆放。

2. 只保留最近1年的采访资料或杂志，其余的全部处理掉。

3. 只保留对于今后研究有用的书籍或资料，其余的全部处理掉。

除了以上3条规则，我额外增加了1条规则，那就是我的书籍如果销售量超过了100000册，那么我会多留一些，让它们在书架上留有一席之地。

整理资料和杂志更需要有详细的规则

按照上述规则进行整理，不仅可以将著作、资料或杂志分门别类地整理好，而且可以帮助我对现有的工作进展和工作状态有一个更加清晰的认识，因此，我一直按照这一方法整理书架。

在接受杂志发来的约稿申请或采访时，我只要看一眼书架，就能了解过去在何时接受过类似的采访。

　　在采访结束后，当杂志社寄来样刊时，我可以按照规则果断处理掉。因为核对过样刊之后，它就完成了自己的使命，自然可以不用再保留下来了。处理杂志也是同样的道理，只保留最新发售的一本足矣。

暂时不用的东西可以单独保存

┤ 关键词 > 暂时存放 ├

无法取舍，会影响自主神经的稳定状态

整理物品的要诀是只保留那些"必需物品"和"会让心情变好的物品"，其他的统统舍弃掉。如果不能下定决心断舍离，而是犹犹豫豫地哪件都不想扔，确实会让人焦头烂额、苦恼不已。

曾经的我也有这样的困扰，衣柜里的衣服总以为之后还会用上，哪件都不舍得扔，最后衣柜越来越满，一打开衣柜就压力大增。

有的时候确实很想将这些东西都扔掉，但总是下不了决心，这个时候不仅会自责，而且会自我怀疑："我为什么这么优柔寡断？"此时的状态就会扰乱交感神经，使得原本为了调节交感神经而进行的整理工作最后反而起到了相反的效果。

如果确实不知道怎么取舍，可以腾出一个空间专门存放暂时不用的东西。那些暂时穿不上的礼服、不看的书、用不上的资料和杂志等，都可以暂时存放在纸箱里。

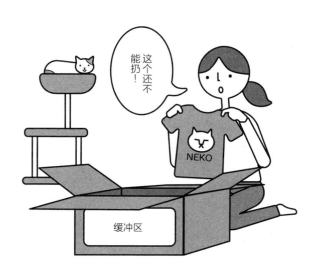

分阶段进行整理

在拿不定主意的时候，不妨先将舍不得处理的物品暂时保存在纸箱里"缓冲"。如果经过半年或1年的时间都没有再用过这些东西，就可以安心地把它们处理掉了。

设定这样的一段时间是为了提醒和安慰自己："你看，这些东西果然用不上，还是应该及时处理掉。"这样在扔东

知识小贴士

强迫自己进行大扫除只会徒增压力

在整理物品的过程中，尽量不要让自己产生过多的压力。如果强迫自己一次性整理大量物品，不但不会提高整理效率，反而会引起自主神经状态不佳，得不偿失。

西的时候就不会觉得可惜了。

有了缓冲区，可以帮助我们缓解焦虑，不再自责。

在大扫除的时候，如果需要一次性清理大量的物品，可能会感觉压力陡增，继而影响自主神经的稳定状态。不仅如此，这种情况还会影响判断力，导致分不清哪些东西应该留下来，哪些东西可以扔掉，在迷迷糊糊的时候可能会把那些不该扔掉的东西也统统处理掉。不仅事后会带来麻烦，而且自己感觉无比内疚。

这个时候就体现出缓冲区的必要性了。在这半年到1年的时间里，让自己冷静下来，更好地进行取舍。经过一段时间之后，可能有些东西依旧让人"怦然心动"，有些东西可以直接处理掉。

灵活运用缓冲区

如果习惯于利用缓冲区，我们不仅会慢慢积累收纳经验，而且可以更准确地判断"什么东西应该留下来"，更清楚地了解自己的喜好和生活状态。

如果刚开始实在不知道物品该如何取舍，不如先腾出2箱物品放在缓冲区。经过一段时间之后再整理一次，将物品削减为1箱。再经过一段时间之后，只留下半箱自己真正需要的东西。

通过这样的方式不断积累经验，等到下次再整理家务的时候就能立刻分辨出哪些东西是需要留下的，哪些东西可以直接

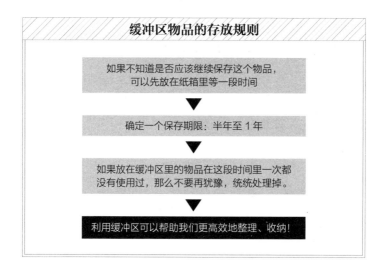

缓冲区物品的存放规则

如果不知道是否应该继续保存这个物品，可以先放在纸箱里等一段时间

确定一个保存期限：半年至 1 年

如果放在缓冲区里的物品在这段时间里一次都没有使用过，那么不要再犹豫，统统处理掉。

利用缓冲区可以帮助我们更高效地整理、收纳！

扔掉。就算一时迷茫也没有关系，暂时放在纸箱里也不会让我们感觉有压力。

随着放在纸箱里的东西越来越少，缓冲区的设置时间可以逐渐缩短。当周围环境逐渐发生变化时，我们会真切地发现，我们的人生也在逐渐发生改变。

把要做的事情写下来，通过可视化管理让自主神经提前做好准备，提高办事效率

│ 关键词 > 可视化

将工作安排可视化

每天都有做不完的事情，稍不留神，这些工作就会堆积如山，让人心乱如麻，继而扰乱自主神经状态，影响工作表现。就像整理家务一样，在进行工作安排时，可以将工作分成长期、中期和短期工作。工作完成时间预计在半年到1年之内的为长期工作，1个月之内的为中期工作，而1周之内的为短期工作。

按照上述分类列表，将工作截止日期标在旁边。当所有的工作都分门别类地写下来后，不仅会让我们对工作安排一目了然，而且可以让我们提前做好准备，了解哪些事情更紧急、哪些事情如何安排更好……大幅提高工作效率。

我每天都是这样安排工作的。我需要面对大量的工作，但是依然能够在看诊、教书、演讲、写作或采访之间游刃有余，这都多亏了可视化管理方法。虽然我们每天都有大量的工作，

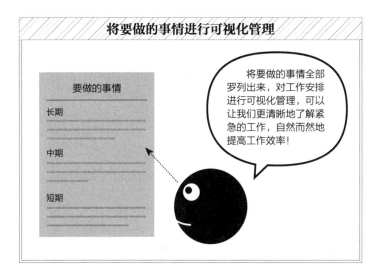

将要做的事情进行可视化管理

要做的事情

长期

中期

短期

将要做的事情全部罗列出来，对工作安排进行可视化管理，可以让我们更清晰地了解紧急的工作，自然而然地提高工作效率！

但只要提前做好安排，而且按照安排一步步去做，就可以有条不紊地完成。

将工作安排可视化，可以让我们获益匪浅。

知识小贴士

将工作进行可视化管理可以显著提高工作效率

将所有的工作安排都写出来，通过可视化管理进行分类。在每天开始工作前确认当日的工作安排，并按照安排一件一件来完成。就算工作内容再复杂，问题也会迎刃而解，工作效率大大提高。

用起来不方便的包和钱包要立刻换掉

"在包里翻东西"这样的行为会明显扰乱自主神经

"在包里翻东西"这样的行为看似普通，却会明显扰乱自主神经。这是因为在找东西的过程中，急躁的心情会使交感神经瞬间亢奋起来，进而影响血液循环，导致注意力不集中，而且很难立刻恢复正常；此外，还会降低人体的免疫力。

如果不管怎么收拾，包用起来都不方便，可能是和包本身的设计有关。要想知道包用起来顺不顺手，重要的是了解它的收纳功能怎么样？能装多少东西？最好先了解包的大小、深度、口袋数量和口袋位置，再决定要不要购买。

挑选钱包也是同样的道

知识小贴士

最好只用一个包作为工作包

我曾经背着不同的包去上班，结果总是丢三落四、找不到东西，一会儿笔记本落在这个包里，一会儿钱包又落在那个包里。这种换包后找不到东西的窘态，也会让人产生不小的精神压力，破坏自主神经的稳定状态，导致工作时不能集中注意力。

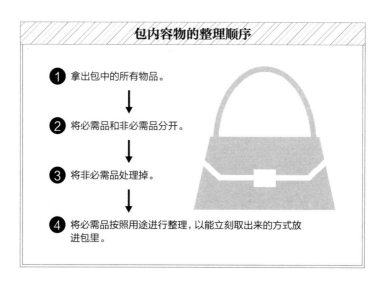

包内容物的整理顺序

1 拿出包中的所有物品。

2 将必需品和非必需品分开。

3 将非必需品处理掉。

4 将必需品按照用途进行整理，以能立刻取出来的方式放进包里。

理。如果银行卡或购物单不能顺利地放进去，钱包的实用性就会大打折扣，使用时影响心情，继而影响自主神经状态。如果确实不方便从钱包里取出东西，建议每周整理一次钱包，将那些不会再用到的东西丢掉。这样不仅能让钱包用起来更方便，而且有一种焕然一新的感觉。

最大化地精简随身物品可以减少不必要的压力。在调节自主神经的同时，还能提高人体的免疫力。

近九成的精神压力都是由人际关系产生的，需要及时纾解

| 关键词 > 人际关系

和谐的人际关系有利于调节自主神经

每个人都难逃周围环境带来的各种压力，人际关系所带来的压力尤其之大，可以占到所有压力的近九成。

为了更好地调节自主神经，重要的一点是为自己创造一个和谐的人际关系氛围。根据自己的社交观念筛选交往对象，不要留恋无效社交，不要过分在意冗余的社交辞令。与其将宝贵的时间用在这些毫无意义的人际交往上，不如好好利用这段时间做一些对人生有意义的事情，如读一本好书，或者把房间收拾干净。随着年龄的不断增长，更有必要筛选出自己的朋友圈，维持舒适的人际关系。虽然建议大家每天都检视一下自己的人际关系听起来有些小题大做，但对稳定自主神经状态而言却是不可或缺的重要一步。

诚然，人际关系带来的影响并非都是负面的，我们要珍惜那些工作结束之后还能一起开开心心聚会、相互倾诉烦恼的好伙伴，他们才是我们需要用心呵护的重要的人际关系。

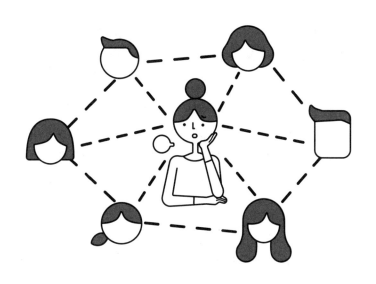

棘手的"剪不断理还乱"的工作关系

随着认识的朋友越来越多、人脉越来越广，我们会发现手机里存下的联系人越来越多，甚至有些人还会为此沾沾自喜。但是，扪心自问，其中有多少人是半推半就的无效社交？这些是需要我们清理的无效人际关系。

和整理物品一样，良好

知识小贴士

调节自主神经，可以让身边环境向好发展

当自主神经状态调整好以后，整个人也会散发出迷人的气质，大家会更愿意和你交往。由此可见，调节自主神经，可以使周围环境向好发展。

的人际关系也不是以量取胜的。即使认识的朋友不多，如果每个朋友都能推心置腹、相互信任，大家都能在这种良好的人际关系中获益。

在我30～50岁时，人际关系让我感到头痛，我才真正意识到如果想要调节自主神经，就一定要清理自己的人际关系。但是，和整理物品有所不同，我们并不能像舍弃物品一样轻易地抛弃我们的交往对象，尤其是工作伙伴，我们并不能按照自己的意愿挑选同事。

整理人际关系，改变压力源头

在整理人际关系的时候，先从最好整理的、只占一成压力的环境入手。这里所说的"环境"是指那些很重要的人际关系。通过改善这些重要的人际关系来改善自主神经状态，而调节后的自主神经又会反过来助力我们建立良好的人际关系。经过不懈努力，那些曾经让人痛苦不堪的社交压力就会由原来的九成逐渐削减为八成、七成、六成，甚至五成……

不管社交环境多么错综复杂，只要我们从自身出发，先与重要的人建立良好的人际关系，并以此不断扩展，就能在前进的过程中使我们的周围环境逐渐变好，自主神经状态也会跟着好起来。当自主神经状态有所改观时，你会惊讶地发现自己的内心状态也发生了变化。

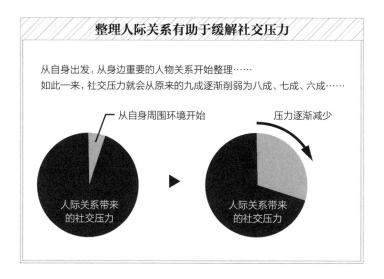

整理人际关系有助于缓解社交压力

从自身出发，从身边重要的人物关系开始整理……

如此一来，社交压力就会从原来的九成逐渐削弱为八成、七成、六成……

从自身周围环境开始

压力逐渐减少

人际关系带来的社交压力

人际关系带来的社交压力

我就是通过自己的努力，逐步改善了自己与身边人的关系，慢慢化解了人际关系带给我的巨大压力，并且尽可能地维持住良好的人际关系。

整理物品和锻炼身体可以帮助我们从紧张的人际关系中解脱出来

| **关键词** > **恢复**

如何缓解压力，让自主神经恢复正常呢？

我从小就爱钻牛角尖，性格也优柔寡断，这些都让我吃了不少苦头，在面对压力时我时常会感到手足无措。

我经常思考，到底有什么好方法可以让人在保持身体健康的同时又能缓解压力，让自主神经能够高效维持在稳定状态呢？

曾经的我以为自己永远都找不到答案，然而，现在的我可以果断地告诉大家，依靠整理物品和锻炼身体就可以，而且整理物品是最容易实现的方式。我就是通过这两种方式，从紧绷的压力之中彻底解放了出来。

30～35岁时，我在英国和爱尔兰留学。课业满满，我每天的睡眠都不足。日子虽然过得辛苦，但一想到能向各位优秀的教授和同事学习，就让我燃起了斗志——我希望在回国后能用到自己学到的知识。在这5年里，我学习了各种知识和技巧，获得了人生经验，在日后的医生生涯中起到了至关重要的作用。

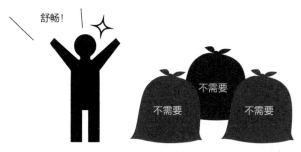

通过整理物品来调节自主神经

舒畅!

不需要

不需要　不需要

扔掉不需要的物品可以改善周围环境,让人心情舒畅、不再迷茫。在整理物品时还可以锻炼身体,兴奋副交感神经,起到放松心情的作用。

锻炼身体和整理物品都能兴奋副交感神经

每天早晨7点我就要出门去医院,在手术室和门诊之间奔波,连午饭都无暇顾及。就算到了晚上,还有各种琐碎工作需要我来处理,到家倒头就睡。

我虽然满怀斗志,但因为经常从早忙到晚,

知识小贴士

从容易下手的地方开始收拾

大家都觉得整理物品是件麻烦事,但其实只要从容易下手的地方开始收拾就会轻松很多,处理人际关系也是一样的道理。当我们集中精力整理物品时,很多因为胡思乱想产生的压力也会随之消失。

情绪在崩溃的边缘徘徊。更有甚者，每到周日晚上我都会不自觉地紧张起来，莫名感觉压力巨大。

有一天我突然意识到，自己是不是也患上了海螺小姐综合征？每周日的傍晚，电视台都会播放《海螺小姐》这部动画片，因此《海螺小姐》成了"周日傍晚"的代名词。每当《海螺小姐》的片尾曲响起，很多人联想到新的1周又要到来，就感觉坐立不安，甚至出现抑郁症。

那段时间我不仅感觉浑身不适，而且连反应和判断能力也下降了很多。热衷于工作的我，在当时完全丧失了工作热情，于是我下定决心解救自己。当时，正是整理物品和锻炼身体这两大法宝将我从"水深火热"中拯救出来的。

锻炼身体不仅可以促进血液循环，而且可以调节自主神经。在整理物品的时候，哪怕只是稍微让屋子变得整齐一些，也会大幅稳定自主神经状态。

那段时间只要稍感压力，我就会去爬楼梯，或者整理桌面，让自己冷静下来。当时的我可以说是在医院里爬楼梯次数最多的人，我的桌面和办公室也收拾得最勤快。

在处理人际关系时借鉴这两种方法，可以轻松缓解压力

拜性格所赐，通过不懈的努力，我成功地将自己从抑郁症边缘拉了回来，也从令人痛苦的人际关系中解脱了出来。那个时期我确实承受了许多痛苦，也忍耐了很久。转念一想，当时

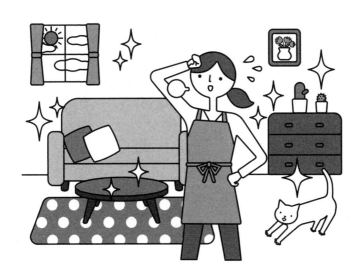

　　的我并不是忍过去的，而是特意借鉴了平复自主神经状态的好方法，也就是整理物品和锻炼身体。这两种简单的方法，连最难处理的人际关系难题也能轻松化解。

养成下班前整理桌面的好习惯，可以维持良好的精神状态

| 关键词 〉 整理桌面

利用自主神经的"持续性"特点

为了维持良好的工作状态，最好能养成在下班前整理桌面的好习惯。自主神经具有"持续性"的特点，一早看到整洁的桌面就会产生愉悦的心情，而且这种状态可以持续一段时间，这样就能以良好的状态开启全新的一天。另外，因为整洁的桌面而保持的自主神经稳定状态，可以帮助调节呼吸，促进胃肠蠕动，使人不易疲劳，在保持活力的情况下还能使注意力高度集中。

相反，如果一早就看到桌子上堆着杂物，会持续让人心情烦躁，继而打破自主神经的稳定状态，一整天都难以平复心情，导致工作表现大打折扣。

在进入工作状态之后的前3～4个小时是工作的"黄金时间"，这是因为人体在上午时会分泌大量的多巴胺和肾上腺素。在激素的作用下，中枢神经系统可以得到有效的强化，脑功能活化，记忆力和认知能力提高，同时注意力提高，我们可以更

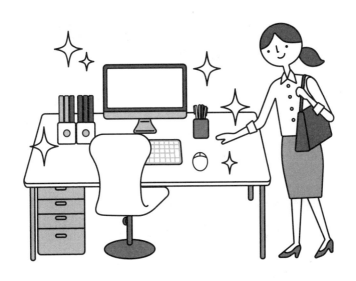

高效地完成工作。如果能在上午这段"黄金时间"内拥有整洁的桌面，便可以维持自主神经的稳定状态，工作效率会进一步提高。

知识小贴士

桌面可以反映自主神经状态，都来养成整理桌面的好习惯吧

办公桌的桌面是反映自主神经状态的镜子，如果桌面一团乱，那么自主神经也会变得"毛毛躁躁"。要想从源头开始缓解压力，维持良好的精神状态，请一定养成整理桌面的好习惯。

每天花30分钟写3行日记，可以帮助我们调整自主神经状态

关键词 > 写日记

通过写作释放压力

每天睡前可以用半个小时的时间写日记。通过这种方式梳理一天的行程和所感所想，能帮助我们放松心情。这也是高效维持自主神经状态的小窍门。

日记不用写太长的篇幅，短短3行足矣。记录下今天让人感动的事情，或者让自己烦心的事情，即使还没有想到事情的解决方案也没有关系。只要我们写下来，就会感觉轻松不少，这也是写日记的不可思议的魔力所在。

单单只是书写记录，就可以让积存已久的压力释放出来，让我们感觉放松。通过写日记的方式还可以轻松达到调节自主神经的目的。

写日记其实用不了多少时间，甚至连5分钟都用不了，但重要的是下定决心坚持。虽然只写短短的3行日记，但这种方式对稳定自主神经状态有着极其重要的作用。

日记的记录方法

①　写下今天发生的还有改进空间的事情

用 1 行写今天让自己感觉有压力的事情。

②　写下今天发生的让自己感动的事情

用 1 ~ 2 行写今天让自己感动的事情或想感谢的人。

❸　写下解决方案和明天希望达成的目标

如果想到了问题的解决方案，那么用 1 行记录此刻的想法，最后以感谢自己的心情合上日记本。

向爱尔兰医生学来的写日记方法

写短日记这个好习惯还是我在爱尔兰留学时，向一起进修的医生学来的。可以这么说，在 5 年的留学生涯中，除了丰富了自己的医学理论知识和实践知识，我还养成了一个改变我一生的好习惯，那就是写短日记。

知识小贴士

在日记里自我反省会徒增压力

如果只在日记里记录自己的失败之处，不仅不会缓解精神压力，而且会让自己更加内疚和自责，降低睡眠质量，影响第 2 天的状态。为了让自己能够在第 2 天打起精神，最好写一些振奋人心、为自己鼓劲的话语。

当时那位医生对我说："在文章的开头可以写下自己还有哪些不足，提醒自己作为医生要谦虚，不要骄傲。接下来可以写下都发生了哪些好事，告诉自己'我很优秀'，提醒自己无论发生怎样的事情都会继续努力，不要失去信心。"

在此基础之上，我又根据自身的感悟进行了部分改良，不仅更加有利于调节自主神经，而且让自己充满了干劲。

写日记帮助我们游刃有余地面对未来

我们将自己的压力写出来，就可以更加了解自己，面对未来也更加游刃有余。游刃有余代表了放松，对稳定自主神经状态有利。

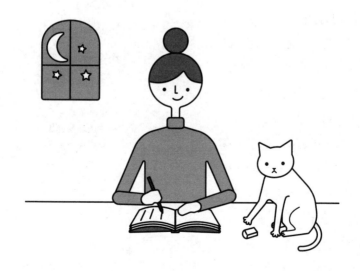

　　写日记还可以帮助我们梳理现状，好为未来做进一步的打算。今日事今日毕，当我们一步一个脚印、做好当前的事情时，才能更坚定从容地面对未知的未来。

　　为了平静思绪，最好不要在睡前看手机和用电脑。此时用写短日记的方式来整理思绪，在睡前调节好自主神经，可以为迎接新的一天做好准备。

生气的时候可以通过上下楼梯平息怒火!

| 关键词 > 愤怒

交感神经在生气的时候兴奋

只要生气就会扰乱自主神经,跟生气的程度无关。

不仅是别人能够察觉到的状态才叫"生气",别人虽然察觉不到,但是自己在强忍怒火时的状态,也算"生气"。

生气的时候,交感神经会立刻呈现亢奋状态,我们可能会双目圆睁、眼中充血,满面通红,额头还会冒汗。此外,全身的血液循环受到影响,还会引起心率增快、血管收缩和血压上升。如果血压突然上升或心率突然增快,可能诱发脑梗死、脑出血和心脏病。经常生气,器官和细胞还有可能得不到充足的血液供应。不仅如此,生气还会使胃肠蠕动大受影响,扰乱肠内环境,使免疫力降低。

从医学统计数据来看,那些容易生气的人出现心脏病的概率要比不容易生气的人高。

生气不仅影响自身,而且会影响周围的人。因为自主神经很容易受到外界影响,所以那些承受愤怒的人,甚至周围听到争吵的人也会受影响。

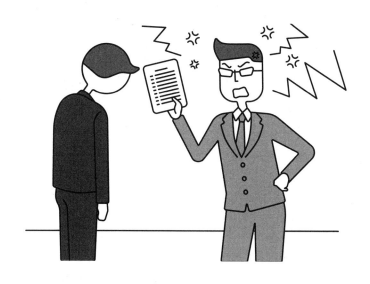

当我们察觉到自己快要爆发时，可以试着深呼吸几次，使自己快速冷静下来。当我们快要控制不住、想要大声怒吼的时候，也可以试着一边做深呼吸，一边降低语速跟对方谈话。深呼吸可以迅速兴奋副交感神经，拯救岌岌可危的自主神经平衡状态。

就算只是突然间的情绪

知识小贴士

生气、愤怒都是正常的情感表达，重要的是在愤怒时如何及时调整自己的情绪

生气、愤怒是人类自然的情感表达方式，同时是重要的发泄方式。我们并不能避免情绪波动，但更重要的是，我们在愤怒时应该及时调整自己的情绪。这个时候可以听一些具有疗愈效果的音乐，或者听一听海浪和风声，借助大自然的力量缓解紧张的情绪，使我们重回平静状态。

爆发，一旦扰乱了自主神经，就有可能在之后的3个小时之内都难以恢复平静。如果持续处于愤怒状态，就有可能引起免疫力下降，进而容易感染疾病。

为了防止免疫力下降，理想的状态当然是情绪稳定。但相比情绪稳定更重要的是，在爆发之前及时纾解情绪，不让不良情绪继续影响自己。

在这里简单向大家介绍可以帮助我们处理情绪的好方法。

如果深呼吸不能抑制怒火，试试缓慢、匀速地爬楼梯

如果深呼吸不能抑制怒火，便需要借助身体的力量来稳定状态。对此，我推荐的方式是爬楼梯，尽可能保持缓慢而匀速的状态，在1~2层楼梯之间反复上下即可。过于激烈的话可能会适得其反，进一步刺激交感神经。因此，爬楼梯法的诀窍在于缓慢、匀速。另外，爬楼梯这种规律、重复的运动还可以帮助副交感神经恢复一定的兴奋性。

提高免疫力的秘诀是尽快平息怒火

生气的时候，慢慢喝水也可以帮助我们稳定情绪。喝水可以刺激胃肠，兴奋副交感神经，并使副交感神经处于优势位置，从而抑制过于兴奋的交感神经。

还有一种可以有效缓解情绪的方法，就是轻轻敲打指尖。可以用一只手的指尖有节奏地敲打另一只手的无名指和中指，

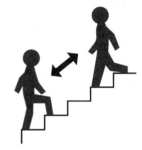

想要发火的时候，可以通过爬楼梯来纾解情绪

在1～2层楼梯之间
运动即可

重点在于爬楼梯要缓慢而匀速，过于激烈反而会刺激交感神经。
缓慢而重复地进行小范围运动，可以帮助我们有效地纾解情绪。

最好用指尖的指甲部分轻轻敲打。这是因为指尖有可以兴奋副交感神经的穴位，刺激穴位可以有效地平息怒火。

　　情绪稳定不仅可以维持自主神经的稳定状态，而且可以提高免疫力。我们都来做情绪的主人吧！

不要被规则束缚手脚，努力寻找适合自己的生活方式

若规则制订得过于严苛，也会充满压力

为了身体健康，为了提高免疫力，大家或多或少会给自己立下许多规矩，但往往最后都没有坚持下去。即使是再好的生活习惯，如果不能坚持，自己也不会从中受益。寻找并确定适合自己的规则才是最重要的。

无论多大年龄，只要下定决心，就可以做出改变。坚持从每天做起，从一点一滴做起，就会有所不同。但有些时候，虽然习惯是好的，强迫自己百分百执行却是不现实的。偶尔偷个懒，为自己留一些余地，完成目标的80%也是可以接受的。

尽可能地将从起床到就寝之间的生活都安排好，但是没必要命令自己一定要全部按照计划执行。生活并不会完全按照我们设定的剧本实现，如果过于执着，反而会产生巨大的精神压力。计划被打乱还会让人挫败，甚至扰乱自主神经状态。

因此，我们既要寻找适合自己的生活习惯，又要灵活地保持这些习惯。不要勉强自己，只要完成目标的80%即可。让自

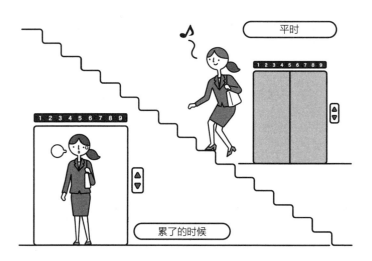

己松弛一些，既可以调节自主神经、提高免疫力，又可以避免产生压力。

知识小贴士

寻找适合自己的生活方式

找到适合自己的生活方式，才能更好地坚持下去。通过良好的生活方式来调节自主神经，可以改善肠内环境，提高免疫力。

早起30分钟便可以从容不迫，散发强大"气场"

| 关键词 > 行事从容

留学时从教授身上得到的重要启示

调节自主神经的重要秘诀，就在于早晨预留充足的时间，尤其是能够悠闲地吃早餐的时间。利用早晨这段充裕的时间来规划当天的安排也同样重要。

只要每天早上早起30分钟，不仅能享受早餐，而且能为自己争取到一段悠闲时光。准备早餐可能会占用不少时间，如果前一天在便利店提前买好，就会省事得多。如此一来，可以确保这一天都保持从容不迫的状态。

我在英国和爱尔兰留学时，因为学业紧张，有时会深感疲惫；但是，当我努力在早晨创造机会、享受悠闲时光后，明显感觉自己发生了巨大的变化。那些从早到晚都慌慌张张的人，虽然也会给人留下忙忙碌碌的印象，但有时人们还会在私底下认为他们碌碌无为。"即使忙碌，也要从容不迫"，这是我从那些教授身上学到的重要的一课。

那时的我，如果早上有手术的话，7点就要到医院查房，那

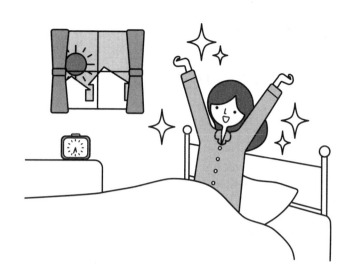

么我6点20分左右就到医院了。虽然早起比较辛苦，但是我为自己留出一了段从容不迫的休息时间。

知识小贴士

早餐前后坐一会儿，享受这段属于自己的悠闲时光

我一般会在早上留出20分钟左右的时间，悠闲地看看电视节目，享受这段独属于自己的时光。这样不仅不会因为匆忙而丢三落四，而且可以放松身心。

去除杂念，专注当下

─┤ 关键词 > 时间 ├─

清空杂念，提高决断速度

每个人的1天都是24个小时，如何利用这些时间却因人而异。有些人会把闲散时间充分利用起来，积少成多，产生质的改变。每个人对时间的规划都不相同，我建议大家提前做好安排。

大可不必事无巨细地安排所有的事情，该放松的时候就去除杂念，好好休息。如果有一件事对我们而言是无法逃避、一定要做的，那么不要想太多，努力完成就好。

换句话说，"做该做的事，那些我们无法改变的事，不如就随它去。"以这样的思考方式对职场问题和其他问题进行判断，可以帮助我们解决很多难题。如果事情的结果并不像我们希望的那样，可以这样安慰自己：也许这不是我应该做的，或者是缘分未到。这样的想法可以帮助自己更好地平复内心，不再纠结。与其唉声叹气，不如利用空闲时间多做些自己应该做的事情，或者集中精力来思考更有意义的事情。我每天都是按照这

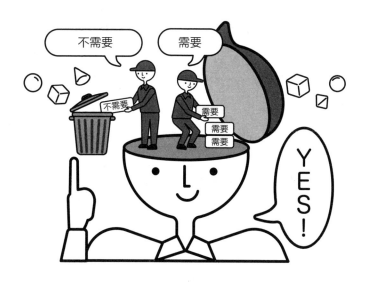

样的思考方式来处理问题
和安排时间的，而不是一
味地被时间追赶。

知识小贴士

及时清理"没有缘分"的事物，
更高效地利用时间

　　工作、恋爱、结婚……人生中
有很多事情不会遂人意。有缘随
缘，无缘随心，就算再怎么强求，
结果都不会改变。不如将这些无力
改变的事情尽早抛在脑后，把悲伤
懊恼的时间利用起来，去做更有意
义的事情吧。

忍无可忍，提前确定好自己的底线

| 关键词 > 职场

如果确实忍无可忍，就要及时调整心态

身处职场，每个人都有难处，有时就算压力再大也只能忍辱负重，不能想辞职就辞职。如果人际关系错综复杂，但只要和身边的人相处得还算融洽，也能稍感放松。由此可见，处理好与周围人的关系可以帮我们缓解不少压力，职场发展也会越来越好。

但是，确实有很多职场暴力是无法忍耐的，在孤立无援的环境下，有些人选择自暴自弃。其实并不需要让自己扛下所有，如果对重压忍无可忍，那就提前确定好自己的底线，告诉自己要忍到什么时候为止。

就像装修一样，给自

知识小贴士

整理思绪可以调节自主神经，鼓起勇气继续前进

虽然有90%的压力都与人际关系有关，但是，用心思考如何处理剩下10%的压力，可以激发斗志，让我们继续前进。

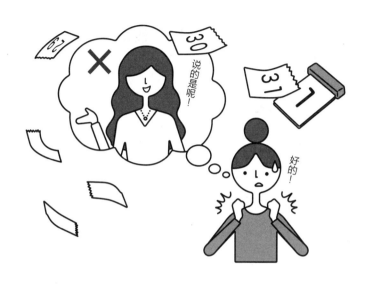

己设一个期限，1个月或2个月都可以。如果在这段时间感觉撑不下去了，不如尽早采取行动，提出换岗或其他意见，不要再继续忍受痛苦了。在我看来，这并不是失败的表现，而是最佳的选择，是最不会让自己后悔的选择。

"吾日一省吾身"可以帮我们重新找回生活的乐趣

| 关键词 > 感性

用心体会"小幸运"

繁重的工作和复杂的人际关系会扰乱我们的自主神经，使我们对很多事情都失去了好奇心，原本感兴趣的事物现在也没了兴致。同样是"整理"，"吾日一省吾身"指的是调整心态。通过调整心态，感悟生活中的"小幸运"，可以帮助我们远离坏情绪的恶性循环，保持良好的身心状态。

调整心态可以让我们更加感性，保持积极向上的态度，更加热爱生活。"感性"是实实在在的感受，能帮助我们体会世间

知识小贴士

为了预防衰老，可以多做出一点改变

为了预防衰老，可以试着拒绝一成不变，从不同方面多做出一点改变。重复的生活状态会扰乱自主神经，加速衰老。换个发型，让生活充满新鲜感，就可能让紊乱的自主神经回归稳定，让自己重新焕发光彩。人生就是不断迎接改变的过程，享受改变，才能享受生活。

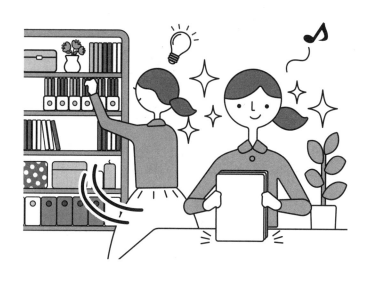

百态，发现生活的美好。就算每天只有短暂的时间，哪怕只是稍微回忆一下曾经发生在身边的"小幸运"，日积月累，也会感觉生活还是很美好的，有很多值得留恋的回忆。让自己逐渐感性起来，让自己的心逐渐柔软起来，才有能力体会生活的美好。

调整心态，用心体会生活中的"小幸运"。这些美好的回忆会让我们的内心变得更加强大、充满力量。

∨

和传染病的战争其实是和自己的战争，换言之，做好心理建设也十分重要

∨

小林弘幸

日本顺天堂大学医学部教授